Mãe...?
e agora

Dra. Carla Góes Sallet

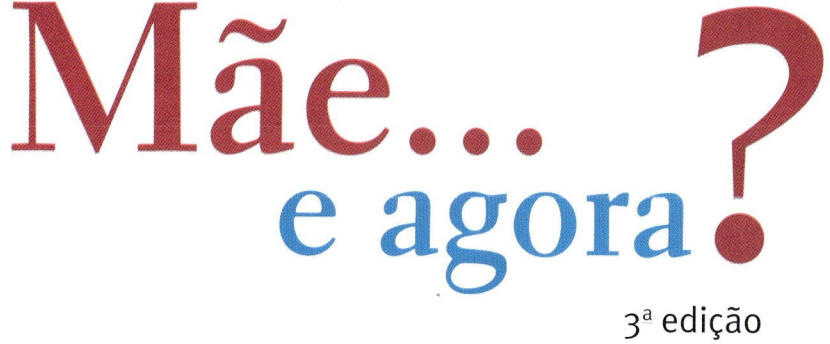
Mãe... e agora?

3ª edição

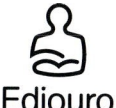
Ediouro

© 2002 by Carla Góes Sallet
Todos os direitos reservados à Ediouro Publicações Ltda., 2009

Editor associado: A. P. Quartim de Moraes
Produtora editorial: Marcia Batista
Coordenadora de produção: Adriane Gozzo
Assistente de produção: Juliana Campoi
Revisão: Adriane Gozzo, Márcia Duarte Companhone e Flávia Schiavo
Editora de arte: Ana Dobón
Projeto gráfico, diagramação e capa: Sopa de Letrinhas Design Editorial
Ilustrações das aberturas: Boitatá Ilustrações
Ilustrações de miolo: Pryscila Vieira
Foto da capa: Gilmar Maecagnan
Foto da orelha: Domingues
Fotos de miolo: Arquivo pessoal da autora

Dados Internacionais de Catalogação na Publicação (CIP)
(Câmara Brasileira do Livro, SP, Brasil)

Sallet, Carla Góes
　　　Mãe... e agora? / Carla Góes Sallet – São Paulo : Ediouro, 2009.

　　　ISBN 978-85-00-33058-2

　　　1. Mães - Psicologia 2. Mães e filhos I. Título.

09-00088　　　　　　　　　　　　　　　　　CDD-155.6463

Índice para catálogo sistemático:
Mães e filhos : Relacionamento : Psicologia　　155.6463

Ediouro Publicações Ltda.
R. Nova Jerusalém, 345 - Bonsucesso
Rio de Janeiro - RJ - CEP: 21042-235
Tel.: (21) 3882-8200 - Fax: (21) 3882-8212/8313
www.ediouro.com.br

Em primeiro lugar, a Deus.

Aos meus filhos, Carolina e Afonso.
Foi com eles que conheci o mais puro amor.

Ao meu companheiro de vida, luz no meu caminhar.
Um lindo presente, um novo amanhecer e um esperado despertar.

Ao Roberto Pérez, por seu profissionalismo, incentivo e dedicação.
Ele soube me guiar para um caminho de mudanças e crescimento.

Sumário

Prefácio 9

Apresentação 13

Prólogo 15

Meu filho nasceu! 19

Ao chegar em casa 25

A higiene do recém-nascido 33

Amamentar: um ato de amor 43

Papai sabe-tudo 57

Como cuidar do primogênito 63

Puerpério: os primeiros dias 69

O apoio do companheiro 83

E quando são gêmeos? 91

Os primeiros exames do bebê 101

O desmame 115

Como ensinar a dormir.. 127
Vacinação.. 133
O desenvolvimento do bebê 139
Como transportar seu bebê 183
Como fazer dos seus filhos adultos
emocionalmente felizes..189
O retorno ao trabalho 195
O quarto do bebê 201
Quem pode cuidar do seu bebê 207
A beleza após o parto 215
A reconquista do prazer 257
Atividades físicas.. 265
Esclareça algumas dúvidas...279
A dieta ideal.. 287
Nem tudo são flores 319
Idade escolar 339

Agradecimentos 345
Bibliografia 349

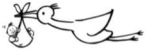

Prefácio

Nasceu! O rebento tão esperado, tão planejado, enfim está aí. Agora, é só alegria; todos os anseios e preocupações são passado.

No entanto, ao chegar em casa, na maioria das vezes esse pequenino não se comporta como deveria. Chora demais, dorme de menos, não para de regurgitar, aparecem as manchas, os soluços, as cólicas... O problema é que os bebês não vêm com manual de instrução, certificado de garantia, não podem ser trocados nem deles se aceitam reclamações posteriores...

E essas reclamações e lamúrias é que são desfiladas nas salas dos pediatras.

A mãe moderna tem à sua disposição muitas informações. As revistas, os periódicos e os livros sobre bebês informam, explicam, alertam, previnem sobre todos os sintomas e sinais. Às vezes, acabam aumentando a ansiedade das mães, pois tudo parece indicar algum problema ou anormalidade.

A medicina tem feito grandes progressos no diagnóstico e na prevenção de doenças. Nesse mundo globalizado, as informações são disseminadas em uma velocidade espantosa, trazendo boas notícias, mas também novas preocupações.

Essa enxurrada de conhecimentos médicos, paradoxalmente, chega às pessoas de forma truncada, complexa demais ou mal explicada. Muitos profissionais de medicina tampouco estão preparados para lidar com eles e disseminá-los de maneira simples e coerente.

As mães e os pais hoje estão mais instruídos, porém menos amparados e preparados no relacionamento com os filhos. Nessa época de famílias menores, frequentemente separadas das avós por quilômetros ou por continentes, muitas mães não possuem o mesmo apoio que suas mães tiveram.

Na primeira metade do século XX, embora a medicina fosse menos desenvolvida, o trato e os cuidados com os bebês tinham a participação de avós, tias e vizinhas que pareciam saber o que fazer ou tinham explicações para os problemas corriqueiros. Muitas mães tinham irmãozinhos que ajudaram a criar. Enfim, nossas mães pareciam mais seguras, tinham ajuda e (por que não?) eram até mais preparadas para a prática diária de ser mãe.

Tantos anseios, tantas dúvidas, tantas noites maldormidas nos nove meses anteriores a partir desse momento deságuam no mundo real. A hora da verdade está aqui. Parece tudo tão complexo!

Ser mãe, cuidar dos filhos, seguir uma carreira, ser esposa, enfim, ser mulher hoje parece uma tarefa grande demais. Preparar os filhos para o mundo lá fora começa nesse instante – para um mundo competitivo e agressivo, impessoal e frio, de correrias e falta de tempo. Será que vai conseguir?

Minha experiência profissional indica que sim. Embora sem ajuda pessoal, correndo do berçário ao trabalho, ficando poucas horas de manhã e à noite com o filho, a maioria das mães consegue criá-lo com sucesso. Tão bem quanto, ou melhor do que, aliás, as mães que não precisam trabalhar, que podem até ser menos participantes na criação dos filhos.

Bom senso e boas intenções, vontade de acertar, a famosa intuição feminina e de mãe – estes são os ingredientes que, na medida certa, apontam para o grande sucesso dessa maravilhosa empreitada.

A dra. Carla Góes Sallet, médica, ocupada até as alturas, é mãe de dois filhos lindos e bem-criados. Como mãe, usou seus conhecimentos de medicina aliados a uma boa dose de senso prático. Apresenta sua experiência bem-sucedida neste livro de conselhos práticos e simples.

Neste livro ela prepara, aconselha e orienta a nova mulher no pós-parto. Esta descobre que a parte mais fácil da tarefa de ser mãe foram os nove meses anteriores.

Ela expõe de maneira fácil e compreensível as ocorrências, as dúvidas, as rotinas, as emergências e as peripécias de ser mãe. Suas observações são diretas, as informações são simples e fáceis de compreender. Os conselhos são elaborados a partir da experiência, vivência e pesquisa científica.

Da sua linguagem coloquial depreende-se uma intimidade com a leitora. Ela não se esquece de dar conselhos à mãe que não está preocupada apenas com o bebê, mas consigo mesma, com sua aparência e sua saúde após os meses em que corpo e mente estavam em transformação. Consegue de maneira didática e prática ajudar a nova mulher a enfrentar e vencer o desafio de ser mãe, esposa e companheira – árdua e muito difícil nos dias de hoje, mas sem dúvida uma tarefa maravilhosa.

Dr. Anthony Wong
Pediatra e diretor do Centro de Assistência em Toxicologia
do Instituto da Criança do Hospital das Clínicas

Apresentação

Conheci Carla quando ela esperava seu segundo bebê. Foi um encontro de barrigas. Meus gêmeos também estavam para chegar. Em gestação também estava o primeiro livro da doutora Carla Góes Sallet, *Grávida e bela*. Este livro é uma continuação daquela empreitada. A ideia nasceu junto com Afonsinho, o caçula de Carla. A autora, além de médica especialista em medicina estética, exerce também o ofício de mãe. E é principalmente nessa condição que escreveu as páginas que seguem.

O bem-estar físico e psicológico da mãe no pós-parto está intrinsecamente ligado ao bem-estar do bebê, dizem os especialistas. Então por que ninguém até hoje abordou ao mesmo tempo papinhas de bebê e dietas alimentares balanceadas para a mãe que amamenta? Carla teve essa sacada e foi além: fala sobre o relacionamento da mãe e do bebê com o pai e com os outros membros da família. Nesse sentido, é um livro completo, que trata a todos da casa com a mesma atenção e carinho que outras publicações dedicam apenas ao bebê. E faz isso sintonizado com as necessidades de quem decidiu ser mãe nos dias atuais: a mulher preocupada em voltar ao trabalho depois do parto, em ter um bom relacionamento sexual com seu companheiro, em retomar a forma física e até em ficar por dentro dos procedimentos necessários para obter uma certidão de nascimento.

Cada assunto foi amplamente abordado. O capítulo sobre amamentação, por exemplo, traz uma lista com dez bons motivos para amamentar, apresenta soluções a problemas que podem surgir durante essa fase, fala da parte psicológica envolvida no ato de amamentar, explica os benefícios para o bebê, descreve a legislação brasileira que garante à mãe o direito de amamentar, informa sobre reflexos nos seios e tratamentos para a flacidez, além de contar como é a primeira mamada. Há, ainda, menções sobre o papel do pai na amamentação, sugestões sobre o melhor sutiã e dicas de como proceder quando o quarto da maternidade estiver cheio de gente e o bebê chegar para mamar pela primeira vez. Só mesmo quem viveu tudo isso pode descrever as cenas com tanta propriedade.

Mas Carla não parou por aí. Valeu-se de uma equipe de pediatras e ginecologistas que a ajudaram na extensa pesquisa que fundamenta os conceitos médicos do livro. Um capítulo primoroso é o que descreve o desenvolvimento físico, psíquico, sensorial e social do bebê mês a mês. Por fim, o leitor também vai se divertir com os perfis psicológicos de pais descritos aqui e aprender com depoimentos de gente que passou pela maternidade e tem muito para contar.

Myrian Clarck
Jornalista

Prólogo

Estou eu ali, após uma noite maldormida, cheia de ânimo e com uma ansiedade sem fim. Meu bebê... quero logo poder tê-lo nos braços; a expectativa é grande, e meu coração bate tão forte que chega a doer. Estranha sensação o amor nos causa, não é mesmo? É um sentimento intenso, capaz de mudar rapidamente para aquela dor no peito. Até hoje sinto falta daquela emoção maravilhosa.

Finalmente ouço seu chorinho, que faz com que meu rosto se cubra de lágrimas de felicidade, reconhecimento e boas-vindas. Meu marido segura firme a minha mão.

Naquele momento, queria poder me levantar, recebê-lo com um longo abraço e dizer quanto o amo. Esse momento é seguido de uma expectativa imensa, pois os pediatras na sala devem estar examinando-o e voltarão com ele.

"Olhe o seu bebê! Veja como é grande e saudável!"

Um suspiro de alívio sai do meu peito, e por minutos relaxo.

Indescritível a sensação tamanha de alegria, amor, paz e missão cumprida. Aliás, só agora paro e penso nisso: "missão cumprida".

Qual de nós não passa esses nove meses pensando: "Será que vai dar tudo certo? Eu vou conseguir?".

Hoje sei que, no fundo, andei com essas perguntas que ecoavam bem baixinho para ninguém ouvir. Agora várias emoções se misturam: toda a felicidade, as preocupações com o futuro e a certeza de que sempre tentarei fazer o melhor.

Nesse momento, percebo que gerei uma nova vida e que agora sou responsável por alguém, que nunca mais tomarei nenhuma atitude sem pensar primeiro nos meus filhos.

É incrível como esses pequenos seres mudam nosso caminho – e, acreditem, para melhor!

Mãe... e agora? nasceu com meu segundo filho. Como médica, tive a oportunidade de acompanhar pacientes, chegando a vivenciar muitas situações em que eu percebia quanto poderia ajudá-las. Muitas delas comentavam como seria importante ter um livro que as acompanhasse a partir do nascimento dos bebês, em que as dúvidas aumentam e a necessidade de um "manual para mães" surge.

No início achava engraçado, mas após o nascimento do meu segundo filho julguei realmente importante. Durante esse período, pude coletar um rico material, que com grande carinho foi colocado nestas páginas.

Em meu consultório, pude acompanhar inúmeras dúvidas e questionamentos, como: "Estou horrível! Olhe a minha barriga?", "Meu bebê não dorme", "Tenho pouco leite", "Como posso ficar com o corpo de antes?", "Que tratamentos posso fazer amamentando?".

Com *Mãe... e agora?* não pretendo esgotar o assunto, tendo em vista que a medicina avança a passos largos, o que tornam necessárias complementações periódicas.

Neste livro, tenho como objetivo alcançar todas as mulheres, podendo dividir a experiência de pessoas que viveram as mesmas alegrias, angústias e temores, conseguindo respostas para várias indagações.

Mãe... e agora? quer estar ao lado dessa nova mulher, dando o apoio e a segurança tão necessários nessa fase, valorizando esse poder divino e incomparável que é a maternidade. Além disso, tem como objetivo mostrar ao homem quanto ele é fundamental nesse processo, pois, apesar de muitos não imaginarem, devem, sim, participar desse momento único e indescritível. Por essa razão, alguns capítulos foram especialmente elaborados para eles.

Dra. Carla Góes Sallet

Meu filho ① nasceu!

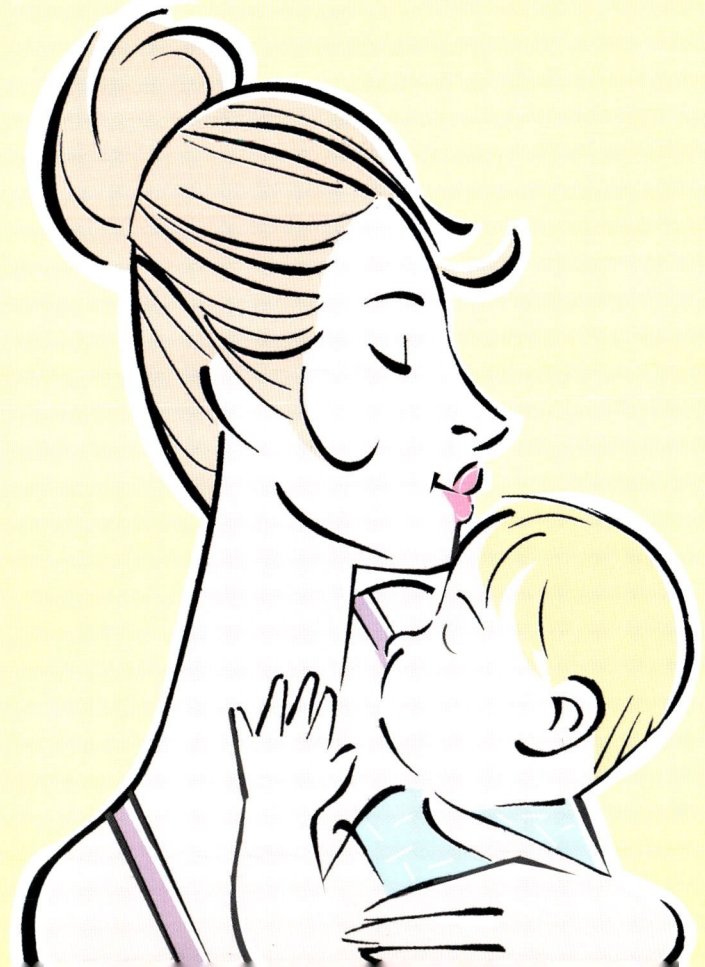

É indescritível a sensação de ver e tocar o bebê pela primeira vez. Uma mistura de sentimentos toma conta da gente. Felicidade, orgulho por ter gerado uma vida e ao mesmo tempo apreensão; afinal, ele é tão frágil e pequenino.

A enfermeira entrega aquele "pacotinho" em nossos braços e a impressão que dá é de que, a partir daquele momento, tudo depende da gente. A sobrevivência, o bem-estar, enfim, o futuro daquela criança está em nossas mãos.

Às vezes, nesse primeiro contato, nos sentimos confusa. Primeiro porque estamos cansadas por causa do parto, depois porque, na maioria das vezes, não estamos certas de nossa capacidade de cuidar da melhor forma possível do recém-nascido. Nessas horas, o que mais queremos é que a enfermeira, com um manual de instruções, vá para casa conosco e com o bebê.

Mas não se preocupe. No final, tudo dá certo, e logo na primeira semana você será uma *expert* no assunto.

Em primeiro lugar, pense no seu bem-estar e no bem-estar do bebê. Descanse o máximo que puder, para estar prontinha para a hora das mamadas.

Se você é daquelas que não pode ver uma agulha fora do lugar, é hora de classificar as prioridades. Não fique se esforçando muito, principalmente no primeiro dia em casa.

Se julgar necessário, peça ajuda à irmã, à mãe, a uma amiga ou à babá. Não queira ser uma supermãe, capaz de dar conta de tudo sozinha. Lembre-se: você precisa descansar; o repouso é um grande aliado da produção de leite.

Tudo parece um caos! Esteja centrada no bebê. Esses primeiros dias são fundamentais para que vocês se conheçam e principalmente criem os primeiros vínculos. Ah! E não coloque o bebê dentro de uma redoma — o papai deve ser envolvido nessa relação de amor.

Alimente-se bem. Apesar da correria — amamentar o bebê, colocá-lo para arrotar, trocá-lo etc. —, uma dieta rica em vitaminas é essencial para seu bem-estar.

No mais, essa confusão inicial pode até ser bem divertida. No futuro, você vai se lembrar dessa fase e rir muito ao recordar a primeira esguichada de xixi, o primeiro susto, quando o bebê quase escorregou na banheira, ou ainda o dia em que, com muito sono, o papai colocou espuma de barbear na escova de dentes.

Como é o bebê

Durante os nove meses, ficamos sonhando e fantasiando sobre como será nosso filho. A curiosidade de saber como é a carinha dele povoa a mente da mais pragmática das mães. Quando ele nasce, nem sempre é do jeitinho que imaginamos. Talvez pareça menor e mais frágil. Seu corpinho ainda está coberto pelo vernix, uma camada gordurosa e esbranquiçada que o protegeu até agora. Ao mesmo tempo, você pode sentir um amor incontrolável ao vê-lo pela primeira vez. Contudo, se o sentimento não for instantâneo, não fique aflita. Dê um tempo a si mesma. É muito comum nesse primeiro contato que uma confusão de sentimentos paire no ar. Aos poucos você vai tomando mais intimidade com o recém-nascido e vai até esquecer essa espécie de estranhamento inicial. O mais importante é que você não se sinta mal por isso e não se cobre.

Para que as primeiras impressões não sejam surpresa, conheça algumas características comuns na maioria dos recém-nascidos.

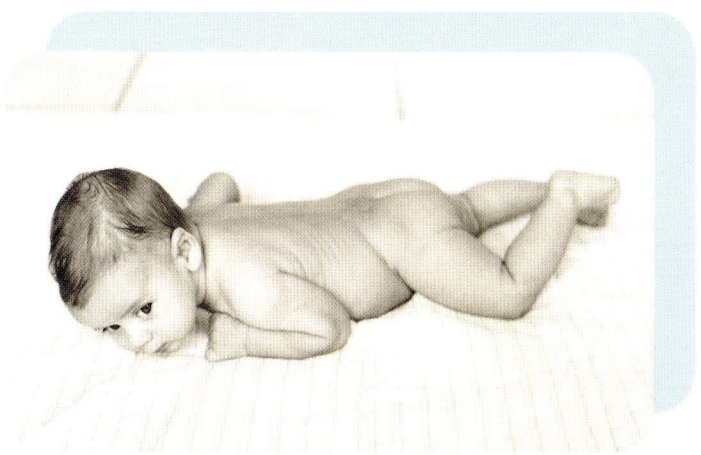

- **Cabeça:** pode ter um formato esquisito, resultado da compressão na hora do parto. Em duas semanas voltará ao normal. No alto da cabeça está localizada a moleira (fontanela), um local frágil onde os ossos do crânio estão separados. Essa região tão sensível, que nós, mães, temos medo até de passar a mão, é que protege o bebê em várias situações.
- **Olhos:** logo que o bebê nasce são azulados. A cor só vai se tornar definitiva por volta dos seis meses de idade. As pálpebras são inchadas por causa do esforço do parto. E não se assuste! Os bebês parecem um pouco vesgos nos primeiros meses, pois não enxergam com nitidez e foco.
- **Mãos, pés e pernas:** as mãos ficam bem fechadinhas. As unhas muitas vezes já estão compridas. As perninhas quase sempre são arqueadas; afinal, o bebê ficou todo apertadinho na posição fetal dentro do útero.

- **Mamilos:** alguns bebês nascem com os mamilos inchados. Isso é normal tanto nas meninas quanto nos meninos. São os hormônios da mãe que passaram para o filho. Em poucos dias voltarão à normalidade. No entanto, vale informar qualquer alteração ao pediatra.
- **Órgãos genitais:** nascem inchados e parecem grandes em relação ao pequeno corpinho. A menina pode ter um corrimento vaginal ou até um discreto sangramento, também causado pelo hormônio materno. Não se assuste; apenas conte ao pediatra.
- **Pele:** o bebê pode apresentar o corpo revestido por uma camada branca e gordurosa, pintas e erupções, descamação e marcas vermelhas decorrentes do esforço do parto ou ainda pelo fato de a pele ser imatura.
- **Fezes:** são bem escuras, chegando em alguns casos a ter coloração esverdeada. A primeira evacuação do bebê é chamada de mecônio. Assim que for iniciada a amamentação, ela vai mudar a tonalidade.

Ao chegar ② em casa

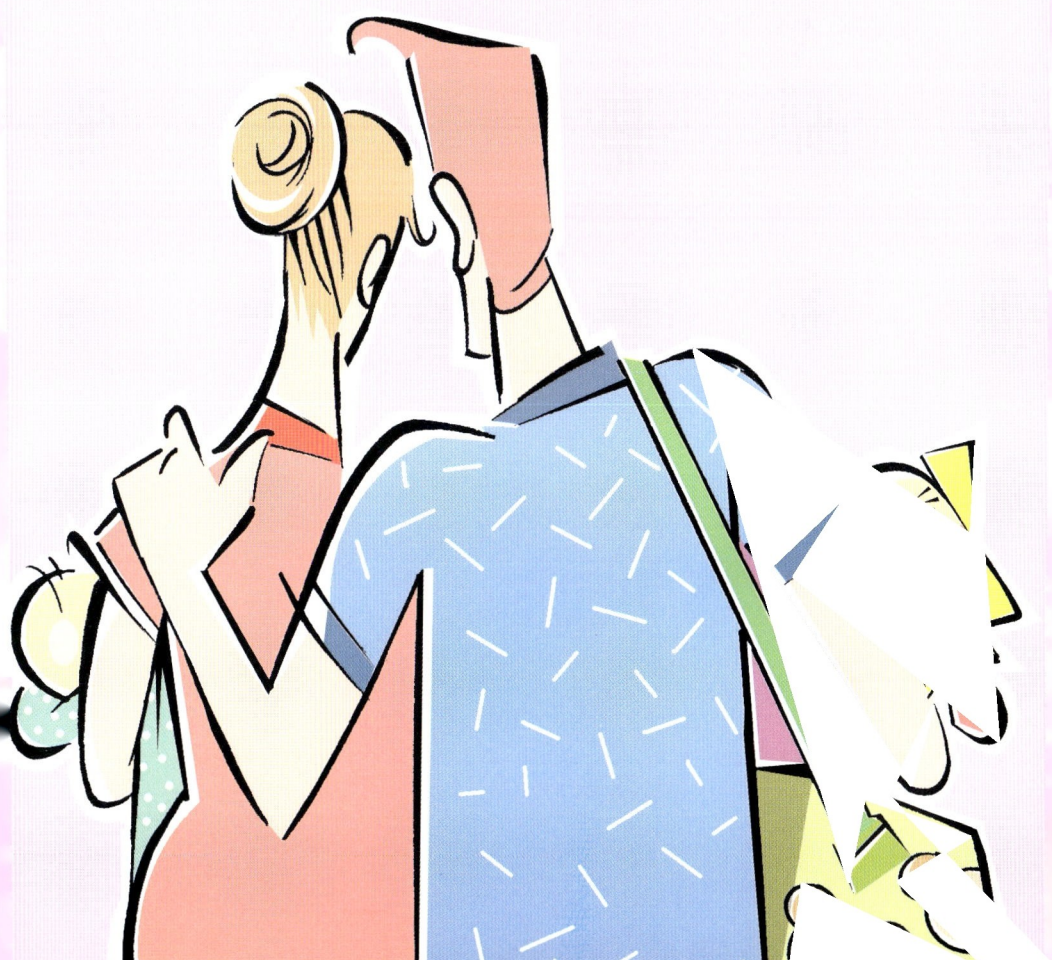

Sem estresse

É mais que natural que o casal se sinta ansioso com a chegada do bebê. Um serzinho tão lindo e esperado, mas tão desconhecido. Além disso, fora da maternidade, tudo passa a depender exclusivamente da família. E infelizmente os recém-nascidos não vêm com manual de instruções, e cabe a nós decifrarmos aos poucos as características peculiares do nosso pequeno.

Mamãe em apuros

Você pode se deparar com momentos de euforia e ao mesmo tempo de tristeza. Mas não se preocupe. Esses sentimentos contraditórios são mais que normais e atingem a maioria das mães desde as últimas semanas da gestação até o fim do primeiro mês de vida do bebê. Pense bem:

- É comum certo medo de enfrentar uma situação desconhecida, de muita responsabilidade; afinal, aquele bebê tão fragilzinho agora depende de você.
- Se for seu primeiro filho, de uma maneira ou de outra você passa da condição de filha para a de mãe. Confesso que, quando voltei para casa com minha primeira filha, Carol, me senti realmente uma mulher, forte o suficiente para enfrentar o mundo se fosse preciso. A maternidade me fortaleceu e sempre me ensina grandes lições de amor, humildade diante da natureza e paciência.

VOCÊ PRECISA SABER

As fezes do bebê

Um jeito fácil e simples de reconhecer se está tudo certo com a saúde do nosso filhinho é observar o aspecto das fezes. Parece estranho, não é? Mas é fundamental observar a coloração e a consistência, pois em caso de qualquer doença esta é a primeira pergunta que o pediatra vai fazer. Veja só:

- Verde-escura (por dois ou três dias depois do nascimento): é o mecônio acumulado nos intestinos.
- Marrom ou esverdeada, com coalho de leite (nas primeiras semanas): mostram que o aparelho digestório do bebê está se adaptando.
- Cor de mostarda líquida, com coalhos de leite abundante: dos pequenos que são amamentados no peito.
- Marrom-clara, sólida, com forma e odor: recém-nascidos que tomam mamadeira.

Caso apareça sangue na fralda ou as fezes estejam muito líquidas e com forte odor, procure imediatamente o pediatra.

Pegue seu filho sem medo

Desde o nascimento, a criança precisa de aconchego e segurança. E nada como o colinho da mãe para saciar essas necessidades. No começo, você pode se sentir desajeitada: ele é tão pequenino! Entretanto seja confiante. Ele é frágil, mas não quebra. Até mesmo a moleira, assustadoramente delicada, tem uma proteção natural. Quando a enfermeira entregar o bebê em seus braços, pegue-o com firmeza. Apesar do receio (nessas horas, gostaríamos de um manual de instruções), deixe seu instinto falar mais alto. Aos pouquinhos você se sentirá totalmente segura, a ponto de explicar ao papai as posições que seu filho mais gosta de ficar.

Não tem segredo!

- **Para levantá-lo:** quando o bebê está deitado de barriga para cima, coloque uma das mãos sob o bumbum dele. Com a outra mão, apoie a cabeça, o pescoço e parte das costas. Erga-o devagar e transfira a cabecinha dele para a dobra do seu cotovelo.
- **Para deitá-lo:** segure com uma das mãos a cabeça e o pescoço e apoie as costinhas. Abaixe-o bem devagar até que ele fique totalmente deitado. Vire-o cuidadosamente de lado. Para que ele não vire totalmente, vale apoiar as costinhas com um rolinho feito com a própria manta ou cobertor.

Atenção: jamais tire o braço bruscamente debaixo do bebê; ele pode se assustar.

Choro: a primeira forma de comunicação

O bebê nasce chorando. Alguns, mais tranquilos, apenas resmungam. Mas a maioria deles abre o berreiro, principalmente nos três primeiros meses de vida. Os motivos das lágrimas podem ser vários: fome, sono, fralda molhada, cólicas e até mesmo a necessidade de um colinho.

Independentemente da causa, a primeira coisa que fazemos é correr para acudi-lo. Nessa hora, você deve ficar em dúvida: pegá-lo ou não. Será que ficará mimado demais? Não se preocupe. Seu filho precisa saber que pode contar com sua atenção. As crises de choro, sem dúvida nenhuma, estressam os pais e provocam indagações do tipo: Será que existe algum problema? No meio da madrugada, a paciência pode se esgotar. Mas não tem jeito. A palavra de ordem deve ser: calma, muita calma. Vale a pena relatar ao pediatra caso o choro seja muito constante ou mesmo ininterrupto. O médico fará um exame físico para descartar qualquer doença. No mais, o importante é acudir o bebê e descobrir os motivos da choradeira. Com certeza, depois de atendido, ele vai relaxar e dormir como um anjinho.

- **Cólicas:** começam quando o bebê está com cerca de 3 semanas e continuam até 12 a 14 semanas. As crises podem durar até três horas. Um remédio? Paciência, pois os primeiros três meses são os mais difíceis. Seu bebê é saudável, e logo esse incômodo vai passar. Massageie a barriguinha dele, segure-o de bruços, ande pela casa. Evite os remédios – use esse artifício em último caso e somente com orientação médica.
- **O ambiente:** fique atenta à temperatura, que não deve ser inferior a 20 °C. O mesmo vale para as altas temperaturas. Agasalhar demais também pode incomodar o bebê. Luzes fortes perturbam igualmente o soninho. Prefira um abajur aceso ou luz indireta.
- **Fralda suja:** os bebês detestam se sentir molhados. Portanto, se seu filho estiver chorando sem parar, verifique a fralda. O cocô também incomoda, além de causar assaduras. Fique atenta e troque o bebê logo após a evacuação, que geralmente acontece depois das mamadas.

> **Calmante natural:** a agitação em excesso pode irritar o pequenino. Um dia todo fora de casa, muitas visitas, rodízio de colos, tudo isso pode deixar o bebê estressado e chorão. Muitas vezes o que ele necessita é ficar tranquilo, no silêncio e, quem sabe, de um colinho aconchegante da mamãe.

A moleira: mais resistente do que parece

A moleirinha do bebê é um dos motivos de maior preocupação por parte das mamães. E, apesar de sensível, essa parte do corpinho do recém-nascido não é tão frágil como parece. O que ocorre é que o bebê nasce com um afastamento nos ossos da cabeça.

A moleira é importante, pois o tecido que mais cresce no primeiro ano de vida é o sistema nervoso. Portanto, os ossos do crânio precisam de uma abertura para que o cérebro tenha espaço para crescer. Na realidade, o bebê nasce com duas moleiras. Uma está localizada atrás da cabecinha e tem por finalidade auxiliar o obstetra durante o pré-natal, já que através dela ele poderá, por meio do exame de toque, saber a real posição do bebê no útero. Logo após o nascimento, ela se fecha e torna-se quase imperceptível, perdendo sua função.

Já a moleira frontal, chamada *bregma*, é aquela que todo mundo vê e morre de medo de tocar.

Não se assuste ao perceber alguns movimentos na moleira conforme o bebê respira — isso é normal.

Muito se ouve falar que, quando a moleira está tensionada, significa que o bebê tem alguma doença grave; contudo, nem sempre isso é verdade. Caso a criança apresente outros sintomas aliados, como vômito, diarreia ou febre, o mais prudente é investigar a possibilidade de uma meningite. Se a moleira estiver tensionada e o pequeno não demonstrar outros sinais, essa hipótese deve ser descartada.

Portanto, lá vai um recadinho para as mamães mais aflitas: só o pediatra consegue avaliar e diagnosticar algum problema.

Os prematuros costumam nascer com a moleira um pouco maior do que os recém-nascidos a termo, pois ainda estão em fase de desenvolvimento; então, não existe nada errado.

A moleira tende a fechar completamente por volta de 1 ano e 6 meses – enquanto isso, não há necessidade de cuidados excessivos.

Desde o nascimento, pode-se lavar a cabeça dos pequeninos, e os cabelos devem ser penteados normalmente.

Os cuidados com a moleira devem ser iguais a toda e qualquer parte do corpo que possa ser machucada. De qualquer forma, vale lembrar a importância de ficar atenta e não deixar o bebê sozinho no trocador ou em cima da cama. Esses são os lugares mais suscetíveis de queda. Caso o irmãozinho mais velho queira mexer na cabecinha do bebê, é bom ficar de olho nessas mãozinhas sapecas.

A higiene do recém-nascido ③

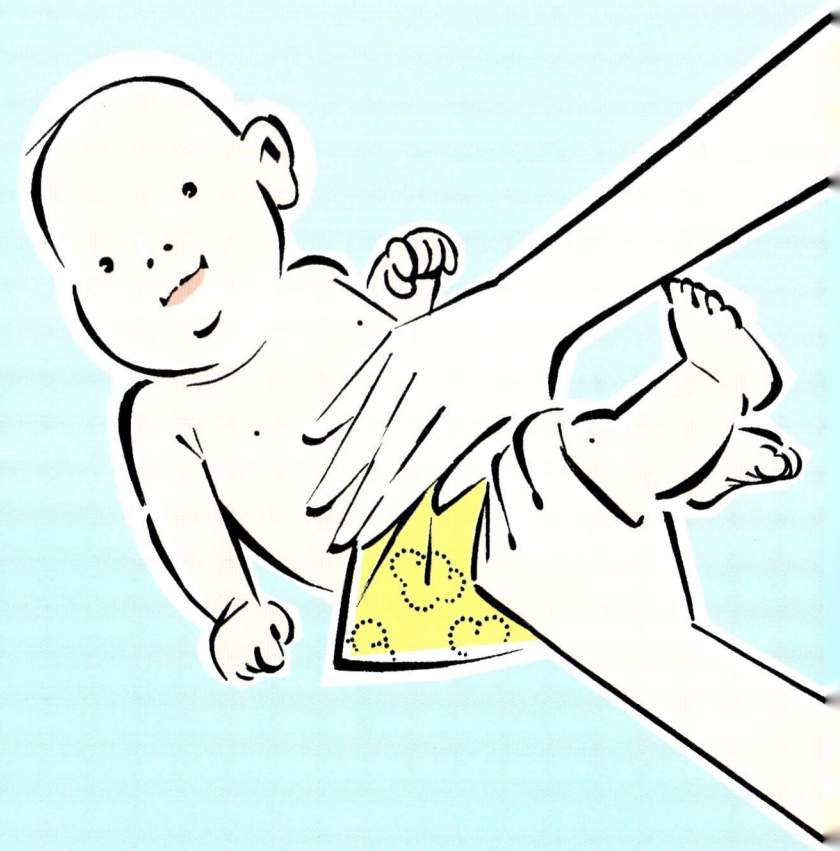

A higiene íntima dos pequenos

Quando voltamos da maternidade, rezamos para que o bebê demore um pouquinho para fazer cocô ou xixi. Afinal, será a primeira vez que teremos que trocá-lo, e aí mais dúvidas aparecem. E não é só a mãe de primeira viagem que fica receosa. Quem teve um menino, por exemplo, e ganha uma menina, fica confusa na hora de higienizar as partes íntimas. Todavia, essa dificuldade é passageira. Logo mais você estará craque em limpar seu bebê.

Contudo, vale lembrar que existem alguns procedimentos básicos para livrar os pequenos das tão inconvenientes assaduras.

No início, acostume-se a fazer as trocas regularmente. Nessa hora, esqueça a qualidade e o poder de absorção das fraldas. É que os recém-nascidos evacuam e urinam conforme o número de mamadas. Prepare-se, pois eles costumam mamar de cinco a nove vezes por dia! Portanto, o número de trocas vai ficar em torno de oito vezes.

Para limpar os bebês novinhos, prefira algodão e água morna.

Uma dica: para facilitar o trabalho, deixe uma garrafa térmica com água morna sobre o trocador. Apesar de práticos, use os lenços umedecidos apenas em viagens ou passeios. No dia a dia, é melhor evitar o uso desses produtos, principalmente nos recém-nascidos, pois podem causar irritações na pele tão fininha e delicada.

A higiene da menina

No caso das princesinhas, a uretra é mais curta, e o ânus fica mais perto da vagina. Por isso, para evitar possíveis contaminações ou até mesmo uma infecção urinária, é preciso limpar direitinho a região.

1. Deite sua filhinha no trocador e utilize a parte limpa da fralda para retirar o excesso de cocô.
2. Levante as duas perninhas e abra a vulva para limpar os resquícios de fezes. Passe um algodão com água morna. Para evitar possíveis contaminações, limpe da vagina em direção ao ânus.
3. Nunca utilize o mesmo algodão. Descarte-o a cada passagem. Seque a área com um algodão enxuto ou uma fraldinha macia. Não se esqueça de passar o creme antiassaduras para evitar o problema. Depois, é só colocar uma nova fralda.
4. Se for a hora do banho, faça toda essa limpeza antes de levar sua gatinha à banheira. Nunca coloque o bebê sujo de cocô direto na água, pois essa mesma água vai lavar outras partes do corpo. Na hora de limpar os genitais, abra os grandes lábios e ensaboe o local com sabão especial para bebês. Capriche nas dobrinhas. Enxágue a bebê, enxugue-a bem e passe a pomada contra assaduras antes de colocar a fralda.

A higiene do menino

Apesar de parecer mais simples cuidar do menino e limpá-lo, vale lembrar que se deve ter um cuidado especial em relação à pelinha que cobre o pênis (prepúcio). Além disso, a maioria dos pediatras recomenda puxar o prepúcio para tirar os resíduos que possam ficar no local. Nunca puxe a pele com força. Faça a limpeza com muitíssima delicadeza. Antigamente, os médicos recomendavam uma massagem mais forte, mas hoje essa indicação não é mais válida. Se depois dos 2 anos de idade o prepúcio não tiver se recolhido, indica-se a cirurgia de fimose para retirar a pelinha que fica presa à cabeça do pipi.

1. Coloque o bebê no trocador. Tire a fralda e, usando a parte limpa, retire o excesso de fezes.
2. Comece limpando o pipi. Delicadamente, passe um algodão embebido em água morna para retirar os resquícios de cocô e xixi. Na pontinha do pênis, limpe com cuidado, principalmente a parte recoberta pela pelinha (prepúcio).
3. Como na menina, passe o algodão sempre na seguinte direção: do pipi para o ânus. Jogue fora e não repasse o mesmo algodão.
4. Cuidado! Os meninos adoram dar uma esguichada de xixi na gente. Portanto, deixe sempre uma fralda de pano no trocador para evitar possíveis banhos.
5. Seque toda a região genital com uma fraldinha e passe a loção antiassaduras que o pediatra recomendou.
6. Ao tirar a fralda, faça todo o procedimento descrito antes. Coloque o garotão na água, sempre verificando a temperatura. Lave o corpo todo e a região dos genitais com sabão neutro.
7. Se o pediatra recomendar, esta é a hora de puxar delicadamente o prepúcio e limpá-lo com sabão.
8. Seque bem o bebê, passe a pomada antiassaduras e vista a fraldinha.

O umbigo do bebê

É muito comum, por parte das mães, certo receio em relação ao umbiguinho do recém-nascido. A maioria tem medo de tocá-lo e de acabar machucando o bebê. E, cá entre nós, nessas horas de aflição, o que mais recebemos são palpites de comadre, que nem sempre contêm informações certas. Portanto, nada como escutar as orientações do pediatra.

De qualquer forma, cuidar do coto umbilical não é nada complicado, e você vai tirar isso de letra. Para entender melhor, o umbigo nada mais é que um pedacinho que restou do cordão umbilical que ligava o organismo do bebê ao seu durante a gravidez, que em breve irá secar e cair. A assepsia do local é muito simples e deve ser feita após o banho e a cada troca de fraldas.

Para limpar, use uma haste de algodão ou gaze embebida em álcool a 70% (a maioria das maternidades fornece um frasco para a mãe levar para casa, caso contrário, pode ser encontrado em farmácias e drogarias) e limpe cuidadosamente a "raiz" do coto em toda a sua volta. Ao terminar, observe a coloração da ponta da haste. Se estiver escurecida, repita a limpeza com uma nova haste e faça isso quantas vezes forem necessárias, até que a ponta de algodão fique limpa e sem sinais de secreção. Depois, passe uma haste seca para deixar a região bem enxutinha.

Está vendo só, não tem mistério nenhum. Seu pequeno chorou? Fique tranquila. Ele deve ter ficado incomodado com a sensação geladinha do álcool. Mas dor ele não sente, pois essa região não possui inervação.

Bem, o resto fica por conta da natureza. O coto seca em até quinze dias e se desprende sozinho. A cicatriz que fica no local deverá receber os mesmos cuidados até que também ela seque por completo em mais uns três ou quatro dias. Não use cinteiros ou qualquer outra peça de roupa que impeça o arejamento natural da região. Se durante a higiene você perceber uma bolha úmida e o vazamento de um líquido incolor, não se desespere. Pode ser um granuloma de umbigo, uma cicatrização mais lenta.

Consulte o pediatra. Até a terceira semana de vida, o coto cairá. Vale procurar o médico também caso o umbigo fique muito vermelho ou inflamado. Já um pequeno sangramento, em geral, não deve ser motivo de preocupação.

Antigamente se acreditava que colocando esparadrapo, faixas ou até uma moeda sobre o umbigo ele não ficaria saltado. Esqueça! Evite qualquer um desses procedimentos. Os próprios pediatras recomendam deixar a área livre para secar mais rapidamente. Uma dica: dobre a parte da frente da fralda descartável e deixe o umbigo à mostra.

A hora do banho

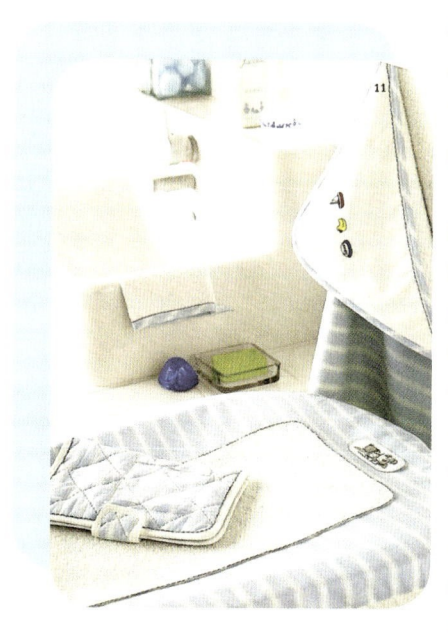

Quase todos os pequeninos adoram tomar banho. Mas logo no comecinho essa parte do dia pode ser um pouco confusa.

Mamães com pouca prática podem ficar um tanto quanto receosas em deixar aquele corpinho tão delicado escorregar das mãos. Portanto algumas dicas são valiosas para tornar essa tarefa a mais deliciosa e divertida do dia. Vale lembrar que o banho pode ser dado desde o nascimento. Ao contrário do conceito popular, não é necessário esperar pela queda do coto umbilical. Basta fazer um bom curativo após o banho, secando bem a região e limpando com álcool a 70%, conforme falamos anteriormente.

Você vai precisar de:

- Uma banheirinha, de preferência com ralo ou mangueirinha para soltar a água com mais facilidade.
- Trocador.
- Toalha de banho macia.
- Toalha-fralda.
- Sabonete neutro ou de glicerina, especial para bebês.
- Fralda.
- Roupas limpas.
- Pomada antiassaduras.
- Escova macia.

1. Verifique se a banheira está bem limpa.
2. Misture água fria e quente na banheira até que a temperatura esteja agradável. Você pode verificar por meio de termômetro próprio para banheira ou mergulhando o cotovelo na água, que deve estar morna ou com aproximadamente 37 °C, que é a temperatura do nosso corpo. A água não precisa ser fervida e muito menos mineral. Quando a casa recebe água de boa qualidade, tratada, e a caixa-d'água está limpa, não é necessário fervê-la para o banho.
3. Deixe próximo tudo do que você vai precisar. Mesmo com um dia de vida, nunca deixe seu filho sozinho no trocador.
4. Estenda a toalha de banho no trocador e tire a roupinha do bebê. Faça a higiene necessária e jamais coloque seu filho sujo de fezes direto na água do banho. Depois, enrole-o na toalha para que ele não sinta frio.
5. Ainda enrolado na toalha, lave primeiro a cabecinha e o rosto. Segure a cabeça com uma das mãos, apoie as costas em seu braço e coloque as perninhas sob seu cotovelo. Molhe sua mão com água e limpe delicadamente o rostinho dele, os olhos, o contorno do nariz. Depois, a orelhinha, mas sem jogar água – apenas passe a mão umedecida. Com a mão em forma de concha, jogue a

A higiene do recém-nascido

água com cuidado na cabecinha dele. Coloque um pouco do sabonete ou xampu e enxágue.

6. Enxugue o rostinho e a cabecinha. Desenrole o bebê e mergulhe seu corpinho na água. Para se sentir mais segura, apoie a cabecinha e o pescoço em seu braço. Use a mão para apoiar o ombro e os bracinhos.
7. Agora, no começo, três a quatro minutos dentro da água são suficientes, principalmente se estiver frio. Não se esqueça de lavar os órgãos genitais do bebê com delicadeza e vire-o de bruços para lavar o bumbum.
8. Enrole-o na toalha e vista-o rapidamente. Seque bem as dobrinhas e embaixo do pescoço. Pronto, ele estará limpinho e muito cheiroso.

O vestuário do bebê

O bebê ficou nove meses em um ambiente extremamente acolhedor, o útero materno. Portanto, depois do nascimento, quanto mais confortáveis forem suas roupinhas, melhor.

Escolha peças fáceis de pôr e tirar e que sequem com rapidez. Prefira os tecidos de fibras naturais para que a pele do bebê possa respirar livremente.

Os tecidos sintéticos e até mesmo a lã pura podem causar alergias e irritações na pele sensível do bebê. Por isso o tecido mais apropriado é o algodão.

Fique de olho também nos elásticos, que devem ser frouxos para não marcar a pele nem incomodar a criança.

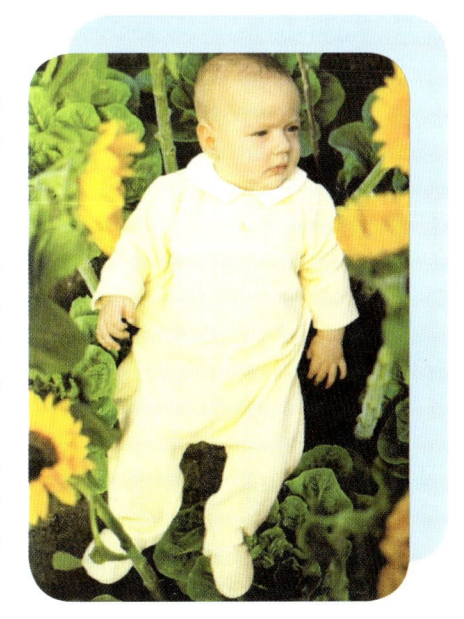

Quando o bebê começar a engatinhar, prefira macacões de tamanhos maiores para facilitar os movimentos.

No calor, use peças fresquinhas e arejadas. Esqueça as roupas de lã, como gorros, sapatinhos e casaquinhos.

Já no inverno, essas peças devem fazer parte do guarda-roupa do recém-nascido, principalmente quando for passear ao ar livre.

Muitas vezes, o bebê está bem agasalhado, mas suas mãos e pés permanecem frios. Automaticamente as mamães perguntam: "Será que ele ainda está com frio? Será que não o agasalhei o suficiente?".

É bom saber que, por mais que você o proteja, o recém-nascido apresenta naturalmente as extremidades (pés e mãos) mais frias do que o restante do corpo.

Amamentar: ④ um ato de amor

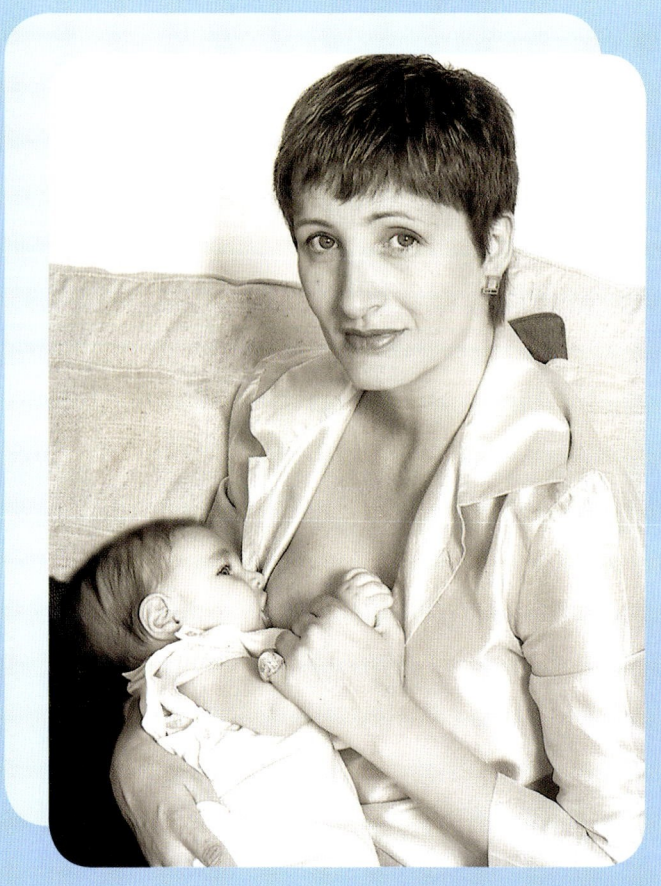

Sônia Bridi e seu filho Pedro

Enfim, o momento tão almejado nos últimos nove meses chegou. Mas é importante ressaltar que nem sempre o leite chega com o bebê. Existem diversos casos em que é preciso muita paciência.

Assim como acontece com muitas mulheres, meu leite também não desceu no primeiro momento. Contudo, assim como eu, você também vai conseguir!

Está mais do que provado que o leite materno fornece ao bebê anticorpos importantes contra uma série de doenças. E, se precisasse de mais um motivo, os momentos íntimos partilhados com seu bebê irão ajudá-la a estreitar os insubstituíveis laços afetivos entre vocês.

Além de ser tão bom, é prático, já vem na temperatura ideal, não precisa ferver para higienizá-lo e é fonte de todos os nutrientes essenciais aos primeiros meses de vida. Some a tudo isso o aconchego ao peito. Tão importante quanto a amamentação, o contato com o bebê proporciona uma gostosa sensação de segurança. Portanto não é preciso tanta ansiedade na primeira tentativa. Se no início o bebê não demonstrar interesse em mamar, espere que ele se recupere do parto e mantenha-se atenta, pois nos primeiros dias as necessidades nutricionais do recém-nascido são bem pequenas.

Nessas primeiras horas, concentre-se na troca de carinho, procurando acalmá-lo. Juntos vocês descobrirão a melhor maneira de realizar a tarefa da mamada. Esse momento precisa ser calmo e íntimo. É uma coisa só entre você e ele. De resto, a própria natureza fará o serviço.

O bebê nasce com o instinto da sucção – no útero ele sugava o dedo, lembra-se? –, pois isso o tranquiliza. É por esse motivo que muitas mães preferem fazer uso da chupeta – ela o condiciona a um ritmo lento no reflexo de sucção, mas têm seus inconvenientes (veja mais adiante: "O que evitar").

Quanto ao uso da mamadeira, uma ressalva importante deve ficar registrada: sugar o peito requer do bebê um esforço muito maior que o bico da mamadeira. Por isso, seu uso deve ser restringido ao máximo para que ele se habitue a mamar no peito. Alguns hospitais oferecem especialistas em lactação que poderão acompanhá-la e orientá-la na primeira mamada.

O que fazer

Procure ficar a sós com seu bebê nas primeiras mamadas. Caso esteja com visitas no quarto, peça delicadamente que se ausentem por alguns minutos antes de iniciar a amamentação.

O Alojamento Conjunto provou ser o meio ideal tanto para a mãe quanto para o bebê, pois estando próximos cada qual poderá estabelecer o ritmo que desejarem para a amamentação. Alguns hospitais que adotam esse tipo de alojamento impõem limitação aos visitantes, com o objetivo de oferecer um ambiente mais propício à calma e à tranquilidade que esse momento requer, facilitando assim a mamada. Essa decisão deve ser bem avaliada, pois o bebê ficará somente sob seus cuidados, dependendo totalmente de você. Caso se sinta insegura para optar por esse tipo de alojamento, procure saber se o berçário possui atendentes suficientes e solícitas que, ao perceberem que ele está com fome, o levem imediatamente a você.

Use sutiãs especiais para a amamentação, que evitam que o peso da mama cause desconforto.

O que evitar

Não se envolva em situações de estresse, como, por exemplo, discutir detalhes sobre a conta do hospital. Exija um quarto tranquilo, sem muita movimentação. O estado emocional da mãe é facilmente captado pelo bebê, deixando-o agitado e tenso caso haja estresse.

Nunca tente amamentar seu bebê se ele estiver chorando. Nas primeiras mamadas, é tarefa difícil para ambos; se os dois estiverem tranquilos – em especial seu filho –, a tarefa se torna infinitamente mais fácil. Espere que ele se acalme para oferecer o peito.

Por outro lado, se ele estiver dormindo, deixe-o sossegado, a não ser que ele esteja separado de você e seja hora da mamada. Então, tente acordá-lo carinhosamente.

A chupeta é um artifício fácil demais, mas pode, em muitos casos, trazer consequências à boa formação da dentição (mordida aberta, dentes saltados, mastigação deficitária etc.) do bebê. Caso seja estritamente necessário, restrinja o uso da chupeta à hora de dormir e habitue-se a retirá-la assim que o bebê pegar no sono.

Como amamentar

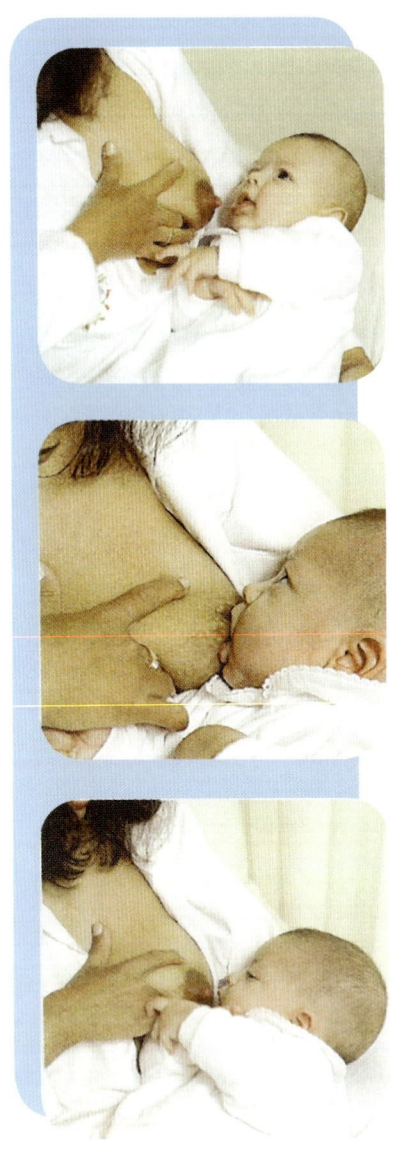

1. Escolha a posição mais cômoda para você e seu bebê.
2. Comece pelo seio esquerdo, se você for destra, e use a mão direita para segurar o mamilo e estimular o bebê. Se for canhota, comece pelo seio direito.
3. Mantenha o mamilo ereto, usando o polegar e o indicador para aproximá-lo suavemente da boca do bebê.
4. Aproxime o mamilo do rostinho dele, passando levemente pela boca – isso fará com que o bebê volte a boca para onde está o peito.
5. Assegure-se de que, quando ele aceitar o peito, tanto o mamilo quanto a aréola estejam dentro de sua boca. Se deixá-lo sugar somente o mamilo, poderá ter problemas como dor e fissuras na pele, com grande risco de dificultar a próxima mamada.
6. Não deixe o seio sobre o rostinho dele. Use um sutiã apropriado e ajude-o segurando firmemente o seio, evitando que este comprima o pequeno nariz e dificulte a respiração.
7. Muitas vezes o bebê para de mamar e mantém o bico do seio na boca. Tenha cuidado ao tentar retirá-lo. Utilize o

dedo para isso, pois uma retirada brusca poderá causar ferimentos no mamilo – e isso dói muito, pode ter certeza!

Caso seu médico tenha orientado sobre o uso de cremes para proteger o mamilo, não se esqueça de realizar a higiene local com um algodão embebido em água morna para retirar totalmente o medicamento.

Colostro

Nas primeiras tentativas de o bebê mamar, o que ele realmente está sugando é o colostro, líquido que surge antes do leite. Esse líquido de coloração levemente amarela, parecendo água, é o alimento perfeito para os primeiros dias, pois possui a medida certa de substâncias ideais para o delicado aparelho digestório do recém-nascido. Logo em seguida, o organismo começa a produção do leite propriamente dita. Essa *fábrica* maravilhosa – as glândulas mamárias – fará com que os seios enrijeçam, fiquem doloridos e inchados. Assim que se estabelece o período ideal de intervalo, como um *cronômetro*, as mamas enchem-se de leite. É como se fosse mágica!

Nesse momento em que você sente as mamas *cheias*, é bastante difícil para o bebê segurar o bico. Trata-se de um momento crucial. Eu me lembro de ter suado frio durante vários minutos até que – enfim! – consegui lhe dar meu leite. Pode parecer impossível nos primeiros dias, mas não se preocupe, pois essa insegurança não costuma se prolongar por muitos dias.

Como evitar problemas nas mamas

- Amamente seu bebê mais vezes e com intervalos menores.
- Evite pular as mamadas (seja pela dor ou pelo horário).
- Use sempre os dois seios na mamada (mesmo que o bebê

não consiga tomar tudo, intercale alguns minutos em cada seio. Com o tempo, você produzirá a quantidade exata de leite para seu bebê).
- Caso o seio esteja muito endurecido, retire manualmente um pouco de leite antes de oferecer o peito ao bebê – existem diversas formas de fazer isso, bem como instrumentos à venda para este fim. Desse modo, é mais fácil e menos dolorido amamentar.
- Use compressas mornas ou duchas quentes seguidas de drenagem linfática manual (massagens circulares nas mamas). Isso ajuda a aliviar o desconforto, além de estimular o escoamento natural do leite.
- Para a limpeza da mama, use apenas água morna.
- Os seios devem ser mantidos sempre secos.
- Use sutiãs adequados para a amamentação, de preferência feitos com algodão.
- Após a mamada, use o próprio leite nos mamilos. Isso ajuda a fortalecer e cicatrizar a região.

Estes são cuidados muito importantes para a prevenção de qualquer processo inflamatório, que, em muitos casos, pode evoluir para o aumento das cadeias ganglionares, em geral nas axilares. Em outros casos, pode acarretar a obstrução dos canais galactóforos (por onde sai o leite), impedindo o aleitamento e podendo até levar à infecção (mastite).

Observando desconforto ou alterações, não deixe de procurar seu médico e de informar os sintomas para que ele possa orientá-la corretamente.

10 bons motivos para amamentar

1. O leite materno é um alimento completo.
2. É de fácil digestão.
3. Estimula o desenvolvimento psicomotor da criança.

4. Estimula de forma correta o desenvolvimento da arcada dentária.
5. Fortalece os vínculos afetivos.
6. Defende o bebê de alergias e doenças.
7. É mais prático e higiênico.
8. Acelera a perda de peso da mãe.
9. É econômico.
10. Protege a mãe de doenças como câncer de mama e de ovário.

Leite materno

O leite materno possui anticorpos fundamentais para o bebê – combate a contaminação pelo resfriado do irmãozinho, dos amiguinhos e das possíveis visitas. Crianças amamentadas no peito são muito mais resistentes a inúmeras doenças, como bronquite, pneumonia, infecções por estafilococos, gripes e até mesmo problemas de ouvido.

As células do leite materno são, na maioria, macrófagas, que destroem fungos, bactérias e vírus. Na verdade, o leite materno possui substâncias como a mucina, que ajuda no combate a infecções.

Testes feitos em laboratório a partir do isolamento da mucina mostraram que ela sozinha foi capaz de destruir o rotavírus, uma das causas mais frequentes de internação hospitalar, que evolui com diarreia intensa. Todavia, é importante ressaltar que a mucina não é um anticorpo e que, infelizmente, não são encontradas substâncias semelhantes no leite artificial.

É por essa razão que bebês amamentados têm menos doenças que os outros.

Sabemos que a amamentação parece ser muito fácil e maravilhosa. Concordo, é maravilhosa, mas nem sempre é fácil, especialmente quando se trata do primeiro filho. No entanto, é preciso seguir uma pequena receitinha:

- Coloque uma grande quantidade de amor.
- Adicione o dobro em paciência.
- Misture com muito carinho.
- Pegue um pouco de orientação.

Agora, com tranquilidade, faça essa mistura... Pronto, você vai conseguir!

Vantagens

- Só faz bem.
- Tem a quantidade ideal de nutrientes para seu bebê.
- Não é preciso sair com mamadeiras.
- No meio da noite ou em qualquer horário, está sempre na temperatura ideal.
- É de graça!

Problemas e soluções

Problema

Rachaduras ou inflamação nos mamilos: em geral, são resultado da própria fragilidade da pele, das mamadas longas (mais de vinte minutos em cada seio) e de quando o bebê pega o mamilo de forma errada. Daí o bico do seio fica dolorido e vermelho.

Solução

- Depois das mamadas, passe o próprio leite no mamilo, pois isso ajuda na cicatrização.
- Se só um dos mamilos estiver ferido, não deixe o bebê mamar nele por uns dois dias. Mas atenção: tire o leite manualmente para não empedrar.
- Deixe os seios descobertos e expostos ao sol da manhã ou do final da tarde por quinze minutos.

Problema
Mastite: um duto obstruído pode infeccionar e causar febre. Procure seu médico imediatamente. A mastite é uma infecção séria.

Solução
Siga rigorosamente o tratamento prescrito pelo médico.

Problema
Seios empedrados: geralmente isso acontece quando a produção de leite é maior que a demanda.

Solução
Quando o seio estiver inchado e dolorido, faça compressas com uma toalha embebida em água fria.
Massageie a região e tire o leite manualmente.

DICA

Acariciando a bochecha do bebê ele vai virar o rosto e procurar seu mamilo.

Você pode comprimir a aréola para fazer sair o leite. Molhe a boquinha do bebê para incentivá-lo a abrir o bocão.

Se o bebê estiver encostando o nariz na mama, dificultando sua respiração, suba o corpo dele até que as narinas fiquem livres. Ou então, com o indicador, afaste a parte da mama que fica obstruindo o narizinho do bebê.

Antes de colocá-lo no outro seio, deixe-o na posição vertical e espere ele arrotar.

O estado emocional e a quantidade de leite

Sempre que você estiver tensa, existirá uma grande possibilidade de o leite diminuir. A ocitocina, hormônio responsável pela liberação do leite, é controlada pelo estado emocional da mãe. Portanto, procure manter a calma e pense que seu bebê precisa, e muito, desse líquido milagroso. Uma boa dica é descansar durante o dia, principalmente enquanto o bebê dorme. Você precisa estar descansada para cuidar de seu filho e alimentá-lo.

E quando são dois?

Há cinquenta anos o nascimento de gêmeos era quase sempre uma surpresa. Isso porque havia poucos métodos disponíveis para prever tal ocorrência ainda no útero. Além disso, fazer o pré-natal era quase ficção científica. Hoje a mulher tem como saber se espera gêmeos desde o início da gestação. E, portanto, não há desculpas para não ir se preparando para esta dupla maravilha que está por vir de forma completa, segura e tranquila.

Para amamentá-los, use seus instintos. Com amor e carinho, você vai conseguir.

O aleitamento materno é uma grande prova de doação e renúncia, fase em que a mulher precisa estar sintonizada com o bebê, acompanhando seus desejos e necessidades. Amamentar ou até mesmo cuidar de gêmeos parece uma missão impossível, mas aos poucos irá se tornar uma atividade agradável e extremamente gratificante.

Sugestões úteis

- Siga uma dieta específica e rigorosa, especial para você.
- Deixe uma garrafa com água ao seu alcance. Beba de oito a dez copos de água por dia.

- Procure ter ao seu lado uma pessoa experiente que possa ajudá-la no atendimento ao bebê.
- Faça o máximo para distinguir os gêmeos. Por exemplo, use roupinhas diferentes ou invente algum detalhe que permita diferenciá-los imediatamente. Isso evitará que você amamente o mesmo bebê duas vezes seguidas.
- Lembre-se: trata-se de gêmeos, mas mesmo nessa fase cada qual possui temperamento e gostos particulares. Observe a reação e o comportamento de cada um para saber a melhor maneira de lidar com eles.
- Use e abuse da boa vontade do papai – ou da vovó –, principalmente nas mamadas noturnas.
- O ideal é amamentar um bebê por vez, pois, para quem tem pouca experiência, realizar esta tarefa com os dois bebês ao mesmo tempo (um em cada seio) pode deixá-la estressada. Eu soube de um caso em que uma mamãe conseguia intercalar seus trigêmeos (dois por vez, obviamente) e teve leite para todos durante o tempo regulamentar de seis meses. É claro que nem sempre é fácil. Caso não seja possível, não se sinta constrangida em pedir ajuda. Faça uso de mamadeiras que podem conter leite materno ou o leite receitado pelo pediatra.

Existem leis que regulamentam a amamentação. Além da licença-maternidade (cento e vinte dias), a legislação brasileira faculta, por dia, dois descansos de trinta minutos, a cada quatro horas trabalhadas, remunerados, para a mãe dar o peito até que o bebê complete 6 meses.

Após o retorno, a mãe pode tirar o leite durante o expediente para oferecer ao filho em casa.

Mãe... e agora?

DICA

Ordenhe a mama manualmente ou com uma bombinha (que poder ser elétrica ou manual) a cada três horas, período em que o bebê costuma mamar. Guarde o leite em um recipiente previamente esterilizado com tampa plástica. Mantenha-o sob refrigeração ou, na falta de geladeira, em isopor com gelo.

Lembrete: na geladeira, o leite pode ser conservado por 24 horas; no freezer, por aproximadamente 15 dias.

Papai sabe-tudo ⑤

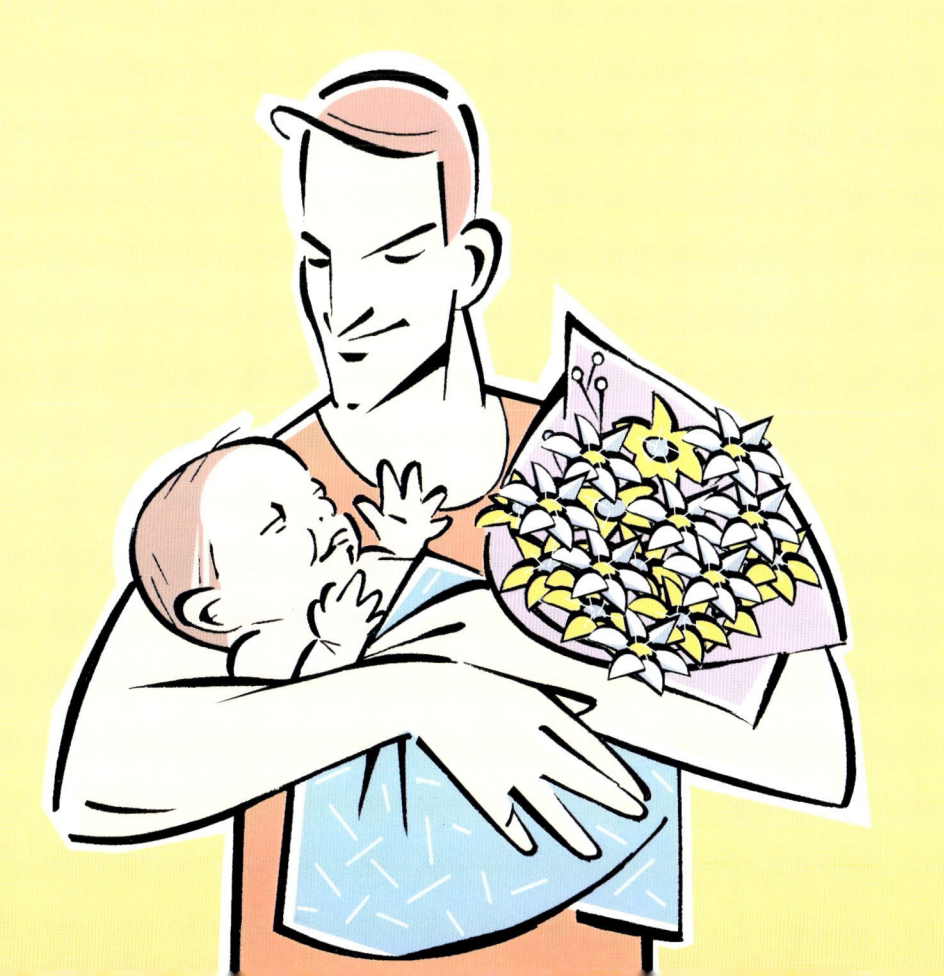

Orientações para o papai

No hospital

Seu filho nasceu. Uma das experiências mais incríveis da vida. Todavia, ao mesmo tempo em que todos estão voltados para o bebê, a mãe precisa mais do que você imagina da sua atenção e do seu amor. Logo após o nascimento, algumas mulheres têm uma sensação intensa de euforia, que pode se transformar de repente em um vazio profundo e inexplicável. De uma hora para outra, aquela criaturinha que dependia exclusivamente da mãe agora não faz mais parte dela. Às vezes, essa ruptura gera, inconscientemente, uma angústia difícil de entender. É como se a mulher quisesse manter aquele bebezinho protegido dentro do seu corpo. Então, papai, não poupe carinhos, mimos e atenção à mamãe.

Primeiro dia: carinho e atenção são o básico. Se ela fez uma cesariana, não se esqueça de que passou por uma cirurgia e de que precisará de ajuda para se levantar e até para amamentar. Você provavelmente terá uma semana de licença do trabalho. Caso esteja impossibilitado de gozar esses dias, vá visitá-la sempre que possível. Que tal levar umas flores ou ainda presenteá-la com uma linda joia? Mas esqueça os anéis; afinal, ela estará com as mãos um pouco inchadas e será constrangedor se a joia não servir. Se o orçamento estiver curto, não importa! Isso não deve ser desculpa para possíveis surpresas. Um cartão fará valer suas intenções.

Neste dia tão importante, será o primeiro contato com o bebê. Durante a primeira mamada, ela precisará de seu apoio, pois o início da amamentação nem sempre é tranquilo. É um aprendizado mútuo. Mãe e filho precisam de sossego e tempo para se conhecer. Se ela se sentir incapaz ou aflita, mostre seus conhecimentos e diga: "É normal. Na próxima mamada você será uma *expert*". Perceba se durante a amamentação ela prefere ficar sozinha. Faça sala para as visitas e fique encarregado de proporcionar a paz de que sua companheira necessita. Não se esqueça de entregar as lembrancinhas, pois a mãe, nesta hora, ainda estará um pouco confusa. Evite desgastes neste dia. Mais do que tudo, ela precisa dormir e descansar. Lembre-se de que a partir daí as noites de sono serão restritas. Ela deve aproveitar esse momento para recompor as energias.

Segundo dia: incentive-a a andar no corredor. Cheque se as coisas em casa estão preparadas para receber sua mulher e seu filho. Algumas maternidades, no segundo dia, ensinam aos pais os cuidados de higiene com o bebê. O tão temido primeiro banho pode ser muito tranquilo com as dicas das berçaristas. Em casa, esses ensinamentos serão muito valiosos. Caso o parto tenha sido normal, sua mulher poderá receber alta neste dia. Procure saber os horários em que o obstetra e o pediatra vão passar no quarto para estar presente. Aproveite para tirar suas dúvidas em vez de depois ficar bombardeando a mãe com perguntas. Informe-se na maternidade sobre a parte burocrática. É um bom momento para providenciar os documentos para o registro de nascimento do bebê. Peça auxílio na recepção da maternidade – lá eles podem indicar o cartório mais próximo e também fornecer a papelada necessária para o registro. Se for possível, leve aos poucos os presentes e as flores para casa. Assim, no dia da alta, você terá menos coisas para carregar.

> **DICA**
>
> **Certidão de nascimento. O que fazer.**
>
> É muito fácil tirar a certidão de nascimento do bebê – tarefa realizada normalmente pelo pai. Ocorre que, na ocasião, a mamãe está em recuperação, ainda na maternidade.
>
> Para fazer o registro oficial, é necessário que o pai apresente no Cartório de Registros a via amarela da declaração de nascimento, cedida pelo hospital na ocasião do nascimento do bebê. Além disso, é fundamental levar a certidão de casamento e a cédula de identidade.
>
> Caso os pais não sejam casados no civil, além da via amarela é necessário que o casal compareça ao cartório e apresente obrigatoriamente o RG.
>
> O registro é gratuito e pode ser feito em um cartório próximo ao hospital ou à residência do casal, das 9 às 16 horas.

Terceiro dia: finalmente é chegada a hora de ir para casa. O mesmo lar, mas com uma rotina diferente. Deixe claro à sua companheira o tempo de que você dispõe. Avise em quais horários você estará em casa diariamente. Prontifique-se a ajudá-la no banho, na troca ou simplesmente a fazer o bebê arrotar. Nesse dia, peça a ajuda de sua mãe ou sogra na cozinha. Peça que façam um almoço leve e gostoso, de preferência com os alimentos mais apreciados por sua mulher, ou peça algo no restaurante de que ela mais gosta. Ou, ainda, quem sabe você mesmo pode fazer a comida, caso saiba cozinhar. Ela vai adorar! As coisas ficarão um pouco confusas, mas logo entrarão nos eixos. Se sua companheira achar necessária a presença da mãe, atenda ao pedido dela, pois nessas horas muitas mulheres regridem um pouco e se sentem mais amparadas com o apoio materno.

Licença-paternidade

Nos termos do artigo 7º, inciso XIX, e do artigo 10, § 1º, do Ato das Disposições Constitucionais Transitórias (ADCT) da Constituição Federal de 1988, o prazo da licença-paternidade é de cinco dias.

Essa licença permite ao trabalhador ausentar-se do serviço para auxiliar a mãe de seu filho – que não precisa ser necessariamente esposa – durante o puerpério e também para registrar a criança.

Nesse período, não poderá haver desconto do seu salário. No entanto, cabe ao empregado avisar imediatamente sobre o nascimento do filho ao empregador para que tenha seu direito garantido.

Como cuidar do primogênito ⑥

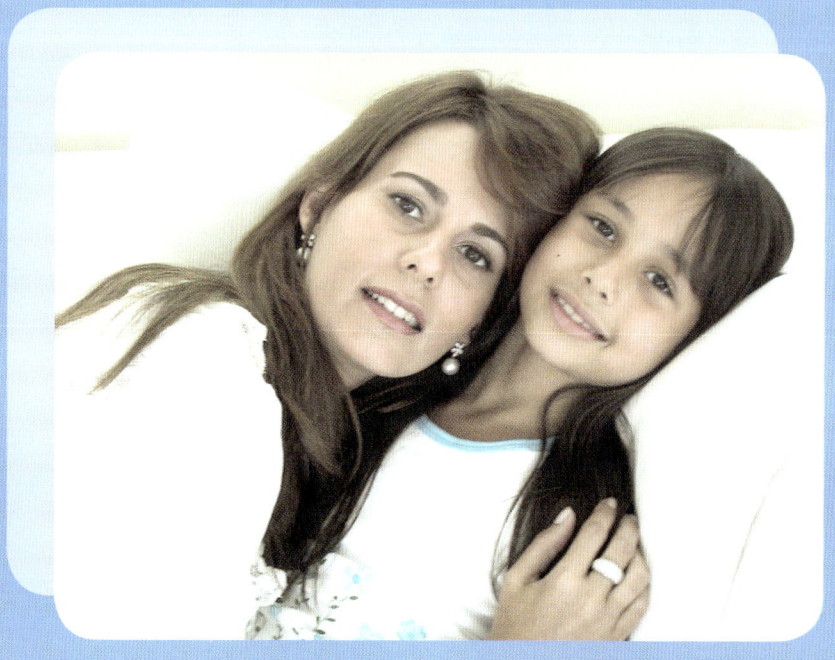

Dra. Carla e sua filha Carolina

A mulher que já viveu a experiência da chegada do segundo filho, como eu, dessa vez terá uma tarefa muito importante: cuidar com carinho e merecido amor do primogênito, que espera com curiosidade, preocupação e uma pitada extra de ciúme – mesmo que bem diluído – o nascimento do irmãozinho.

Não se esqueça de que, até então, essa criança era o centro das atenções. Cada sorriso, peraltice e descoberta eram notados e compartilhados com exclusividade. Agora, o espaço que ela ocupava sozinha será dividido, e, principalmente nos primeiros dias e meses, seus progressos podem passar despercebidos.

Cuidado! Não deixe que isso aconteça. Sei que você estará às voltas com inúmeras novas tarefas e de novo envolvida em banhos, horário de amamentação e fraldas, muitas fraldas. Mas há alguém a quem você pode recorrer.

O papai! Chegou a hora de contar com o companheiro e amigo de "quase" todas as horas, não é mesmo? Peça ajuda a ele. Ou melhor, vá preparando-o durante a gravidez em relação a esse assunto delicado e importante. Será fundamental e decisivo para o bom relacionamento em família que o primogênito se sinta querido e incluído na nova rotina da casa. Enquanto você amamenta o bebê, o papai pode ler historinhas, fazer desenhos, conversar sobre como a mamãe está ocupada na nova função, mas que logo esse bebezinho vai crescer e todos vão se divertir muito juntos. Lembre a época em que ele nasceu, quanto vocês ficaram felizes e que a mamãe fazia as mesmas coisas que faz hoje com o bebê.

Quando meu filho nasceu, a Carolina, que estava com 7 anos, parecia muito ansiosa e não escondia a expectativa por esse momento. Tinha muitas perguntas, como, por exemplo: "Com quem vai se parecer? Será que ele vai gostar de mim? Ele vai chorar muito em casa?", entre outras. Ela queria muito pegá--lo no colo e beijar-lhe as bochechinhas.

Infelizmente, após o parto, meu filho apresentou um quadro de depressão respiratória que o levou para a Unidade de Terapia Intensiva (UTI), deixando toda a família surpresa e arrasada. Minha filha ficou muito deprimida e chorava, pois não entendia o motivo de ele não ter ido para o quarto, como eu havia prometido, já que não contamos exatamente o que estava acontecendo; dissemos apenas que logo ele estaria conosco. Todavia, ela argumentava que, se não era grave, por que não podia ao menos vê-lo de longe?

Foi inevitável. Tive que ser forte o suficiente para falar que seu tão esperado e curtido irmãozinho precisava, agora mais do que nunca, de nossas orações e fé, pois tinha um probleminha que os médicos estavam fazendo o máximo para solucionar e ele precisava tomar muitos remédios e receber cuidados especiais. Essa situação não foi fácil para nenhum de nós, principalmente para mim.

Confesso que eu não acreditava que isso estivesse acontecendo comigo. Quatro horas após o parto eu já estava toda animada, esperando feliz e contente para amamentar, quando, de repente, a notícia caiu como uma bomba sobre minha cabeça. Levantei-me imediatamente e fui me arrastando, tonta e confusa, para a UTI. Ao ver meu bebê e muitos outros que estavam lá, chorei muito e pensei em Deus, nas mães, nos pais, e comecei a viver o outro lado da relação médico-paciente. Também me dei conta de que não havia abordado no meu primeiro livro, *Grávida e bela*, esse outro lado da maternidade. Com certeza teremos esse capítulo agora (ver o capítulo "Nem tudo são flores").

Felizmente a vida venceu, e nosso Afonsinho foi para casa após alguns dias de fé, cuidados intensos e muita conversa com a Carolina. Sei que não foi fácil para ela, mas tenho consciência de que me esforcei para que isso não complicasse muito a cabecinha dela. No meio de todas essas tensões, passeávamos pelo restaurante do hospital e fazíamos pequenas compras para ela e o Afonsinho em uma pequena lojinha que havia lá. Hoje agradeço a Deus por poder contar que no final tudo acabou bem. A Carol adora o irmãozinho e repete sempre uma frase que eu amo: "Nunca pensei que fosse ser tão apaixonada por esse pirralho!".

Converse com ele após o nascimento do irmãozinho

- Procure esclarecer quanto ele é especial e que ninguém ocupará o seu lugar.
- Fale da importância da presença dele.
- Haja o que houver, procure ser sincera.
- Mostre como ele pode ajudar nas tarefas do dia a dia.
- Explique que o recém-nascido é pequeno e frágil.
- Faça com que ele se sinta útil e parte da nova fase.

10 atitudes para aliviar o ciúme do irmão mais velho

1. Muita brincadeira. Dê ao primogênito muita massinha de modelar, lápis de cor etc. Quando a criança brinca, tem a oportunidade de expressar seus sentimentos.
2. Aceite a ajuda da criança e deixe-a se aproximar do bebê.
3. Reserve um período para cada um dos filhos.
4. Respeite a rejeição quando ela aparecer. Se a criança não quer ver nem tocar o novo irmãozinho, não force. Ela precisa de um tempo.

5. Quando o mais velho ainda é muito pequeno, a atenção é muito importante. Sente-se para brincar com ele, faça passeios e não exija demais do pequeno. Lembre-se: ele também é um bebê.
6. Por incrível que pareça, é mais complicado lidar com o ciúme do adolescente. Como ele já é grande, tem consciência do que sente e se culpa por isso. Muito afeto e carinho são fundamentais nesse momento.
7. Nunca faça comparações do tipo: "O outro só chorava. Em compensação, este é um anjo; só mama e dorme".
8. Peça às visitas que não cheguem logo perguntando do bebezinho e que deem mais atenção ao primogênito.
9. Jamais leve seu filho mais velho para a casa da avó. Lembre-se: o recém-nascido não entende ainda, mas o primogênito pode se sentir rejeitado.
10. Paciência e muito carinho são essenciais para que seu filho supere esses conflitos.

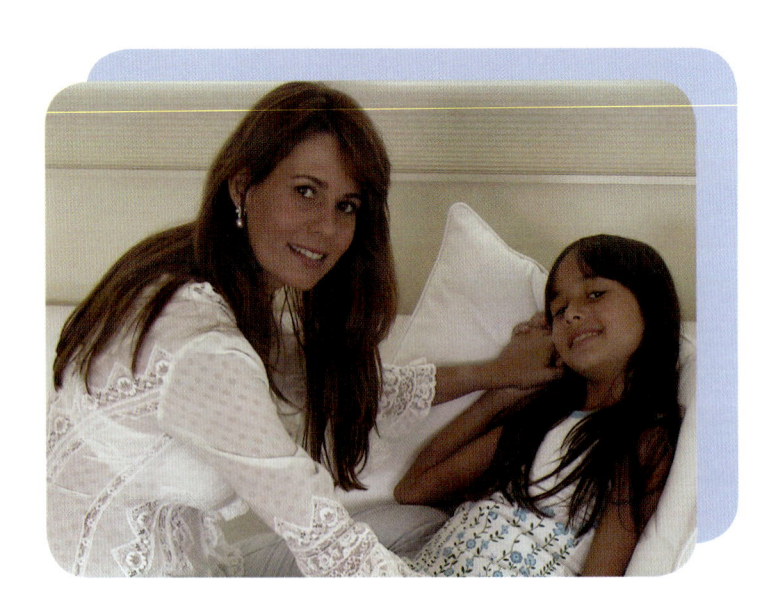

Puerpério: ⑦ os primeiros dias

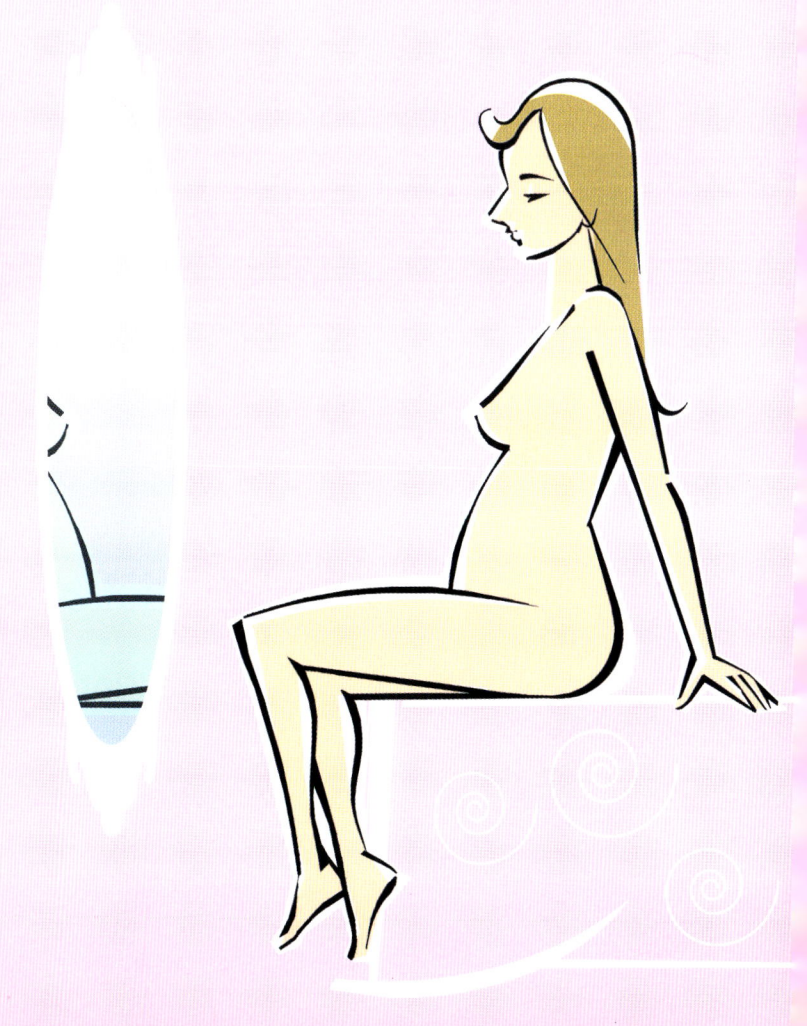

O bebê nasceu... E agora? No início, é difícil acostumar-se com essa ideia. Em primeiro lugar, é esquisito não ter mais o bebê dentro da barriga, que, a essa altura, estará disforme – ainda inchada, porém vazia. Essa sensação esquisita é normal; afinal, ficamos nove meses carregando nosso filho e, de repente, o cordão umbilical é cortado. Nesse momento, pode-se sentir certo vazio. Todavia, a presença do bebê no peito vai suprir esse espaço.

Com esse misto de sentimentos, alguns incômodos podem surgir.

Sintomas físicos

- Cansaço.
- Desconforto ao sentar-se e ao andar em caso de episiotomia (pequeno corte feito na musculatura vulvoperineal para evitar sua distensão durante a expulsão do bebê).
- Em alguns casos, dificuldade de urinar e evacuar nos primeiros dias.

- Dores abdominais raras e contrações uterinas normais.
- Corrimento vaginal como se fosse menstruação.

Sintomas psicológicos

- Confusão de sentimentos: oscilação entre alegria e depressão.
- Insegurança quanto ao papel de mãe.
- Medo de não conseguir cuidar do recém-nascido.

Como cuidar do corte da episiotomia

Episiotomia é um pequeno corte feito na musculatura vulvoperineal para evitar a sua distenção durante a expulsão do bebê. Veja abaixo como tratar desse corte:

- Troque os absorventes em intervalos de quatro a seis horas e evite friccionar o papel higiênico na hora da troca.
- Lave a região com água morna ou solução antisséptica (caso o médico recomende) depois de evacuar ou urinar e enxugue-a, sem esfregar, da frente para trás.
- Não coloque as mãos na área até que cicatrize.

Como aliviar os incômodos no períneo

- Faça banhos de assento com água morna.
- Em casos extremos, peça ao seu obstetra que indique um anestésico local, pomada ou spray.
- Deite de lado.
- Evite ficar muito tempo de pé ou sentada.

Dificuldade de urinar

Não é comum esse tipo de dificuldade, salvo nos casos de fácil resolução em que alguma medicação pode ter sido usada na anestesia.

Apesar de raro, às vezes a dificuldade de urinar pode ocorrer depois do parto. Os sintomas variam de mulher para mulher. Mas a verdade é que muitas vezes temos mesmo é receio de urinar e sentir dor. Contudo, algumas dicas podem ajudar:

- Levante-se da cama e caminhe um pouco no quarto e nos corredores.
- Aqueça a região com um banho de assento ou resfrie-a com compressas geladas.
- Abra a torneira da pia e observe a água correr para sentir-se induzida a urinar.

Evacuação

A primeira evacuação é de fundamental importância no pós-parto, principalmente em casos de cesárea, tendo em vista que após o parto normal é mais fácil o intestino funcionar. E vários aspectos podem interferir para que o intestino volte a funcionar normalmente, desde fatores físicos até psicológicos (como o medo de evacuar).

Várias medidas podem auxiliar na resolução desse problema:

- Prefira uma dieta à base de frutas, grãos, legumes e verduras, sempre existentes no menu do hospital. Procure resistir aos chocolatinhos, muito comuns em quartos de maternidade.
- Tome muito líquido. Além de ajudar a amolecer as fezes em caso de constipação, você precisa se "encharcar" (principalmente de água) para ajudar na produção de leite.

- Não tenha medo. Na hora da evacuação, os pontos não vão se romper.
- Caso você tenha passado por uma cesárea, provavelmente vai sentir dificuldade para se sentar no vaso sanitário, que, na maioria das vezes, é baixo. Apoie as mãos nas paredes e vá se sentando bem devagar. Se necessário, peça ajuda ao seu acompanhante ou à enfermeira.
- Você precisa de repouso, mas breves caminhadas pela maternidade podem ajudar o intestino a funcionar.
- Não faça muito esforço para evacuar, pois isso pode lhe causar hemorroidas se você tiver predisposição.

Bebê sem fome

O bebê veio para a primeira mamada. Ele só dorme e não quer mamar? Muito natural. Os bebês não nascem com apetite, muito menos com necessidades nutricionais imediatas. Fique tranquila. Quando o bebê começar a sentir fome, vai procurar seu seio. Mas cabe a você oferecer sempre o peito, colocando o mamilo (bico do peito) na boquinha dele a fim de estimular o reflexo da sucção. Se ele não acordar de jeito nenhum para mamar, tire um pouco da roupinha dele, faça carinho na bochecha ou movimentos mais intensos – sem usar força, é claro –, e ele vai despertar.

A recuperação da cesariana

A recuperação da cesárea é bem parecida com a de outras cirurgias abdominais. Sem contar, é claro, que além da cirurgia em si a paciente estará se recuperando do parto. No entanto, existem algumas particularidades a serem descritas.

- **Anestesia:** logo que voltar para o quarto e até passar o efeito anestésico, você pode se sentir um pouco atrapalhada, esquecer-se de algumas coisas; afinal, cada pessoa responde de modo diferente aos efeitos dos medicamentos. Esses sintomas são causados por sedativos, que raramente são usados, e não pela anestesia, salvo em caso de anestesia geral.

Quando acabar o efeito anestésico, o corte poderá doer um pouco. A intensidade vai depender de muitos fatores, como a sensibilidade à dor (que é pessoal). O uso de medicamentos para aliviar esse desconforto será feito se houver necessidade. Vale lembrar que hoje em dia o pós-parto de uma cesárea pode ser quase indolor, pois os médicos usam morfina na anestesia, que age no corpo por mais ou menos trinta horas. Ou seja, o efeito da anestesia passa, mas a morfina continua garantindo um pós-parto menos dolorido.

- **Avaliação clínica:** as enfermeiras vão verificar frequentemente a temperatura, o pulso, a frequência respiratória e a pressão arterial; afinal, a cesariana é uma cirurgia que, como qualquer outra, sempre oferece algum risco. Também serão checados o soro na veia e o cateter (que coleta a urina). O soro é retirado em seis horas, e o cateter de urina, na hora, ou após oito horas, no caso de ter sido usada morfina.

- **Levantar depois da cirurgia:** Hoje os médicos já permitem que a puérpera se levante na primeira mamada no quarto, de quatro a seis horas após o parto. Normalmente, o bebê mama já na sala de parto, mas isso é individual. Com a ajuda da enfermeira, você vai se sentar primeiro. Em seguida, vai se levantar bem devagar. Se você sentir tontura (isso é normal), sente-se novamente. Os primeiros passos podem ser dolorosos, por isso, ande devagar. Procure se manter ereta. Você pode ficar um pouco assustada, pois se sente como uma estátua, dura, com movimentos limitados, mas aos poucos essa impressão vai passar e seus movimentos voltarão ao normal.

- **Um delicioso banho:** quando você se levantar, provavelmente já será a hora de tomar um banho revigorante da cabeça aos pés. Se a incisão ainda estiver coberta, não tem problema. Depois que estiver sem o curativo, basta lavar os pontos com água e sabão, sem friccionar o local. Em seguida, é só enxugar cuidadosamente a região. Se os pontos não forem absorvíveis, serão retirados quatro ou cinco dias depois do parto.

- **Alta:** em geral é dada de dois a três dias após o parto.

Dúvidas comuns

Devo usar cinta após o parto?

A distensão dos músculos da parede do abdome provoca uma sensação de vazio e flacidez que normalmente causa insegurança. A cinta vai ajudar a aliviar esse incômodo. No caso de cesárea, no entanto, é necessário aguardar a primeira evacuação. E tomar cuidado para não abusar por muito tempo, pois são os exercícios que farão os músculos voltarem ao lugar. Só a cinta não adianta.

Posso carregar peso após a cesariana?

Teoricamente, deve-se evitar – afinal, trata-se de uma cirurgia –, mas costuma-se usar o bebê como parâmetro de peso máximo no primeiro mês.

Tenho um filho mais velho que me pede colo. Os pontos da cesariana podem se romper?

Isso raramente acontece, mas o esforço pode atrapalhar a cicatrização e provocar dores.

Tive parto normal e me sinto ótima, mas um dos pontos parece inchado. Isso é normal?

Todos os pontos incham um pouco por causa da cicatrização. Mas se um estiver diferente deve-se solicitar avaliação do médico.

Vou sentir dor nas primeiras penetrações, já que meu parto foi normal?

Não, a cicatriz não causa dor. Se houver dor, provavelmente estará relacionada a outros problemas.

Não deu tempo de o médico fazer a episiotomia. Vou ficar flácida?

Nos últimos anos, vários trabalhos mostram que a episiotomia não deve ser feita indiscriminadamente para todas as mulheres. Ou seja, a ausência de episiotomia não é fator determinante da flacidez vaginal.

Acabo de chegar da maternidade e meus pés estão mais inchados que durante a gravidez. Isso é normal?

Todo o excesso de líquido (bastante) que você tinha na gravidez agora não é mais necessário. Ele será reabsorvido e eliminado. Com a gravidade (da Terra), a tendência é que ele vá para as pernas e pés. Por volta da primeira semana, isso já estará resolvido.

Em que casos devo ligar para o obstetra?

Aumento da dor ou do sangramento, depressão ou em caso de dúvidas.

Quando terei que voltar ao ginecologista para uma nova consulta?

Em sete a catorze dias, para ver se está tudo bem no pós-parto (em parto normal ou cesárea).

Meu parto foi normal e acabo de voltar para casa. Preciso de repouso?
Um repouso normal. Nada de ficar deitada o tempo todo.

Uma comparação entre parto normal e cesariana

A escolha do tipo de parto – normal (com ou sem fórceps) ou cesariana – tem indicação precisa. O parto natural é sempre indicado quando a gravidez tem evolução normal, sendo um processo fisiológico do organismo materno, que, após a gestação, apresenta mecanismos para a saída do feto.

Já a cesárea tem indicações precisas de causas maternas, fetais e anexiais (placenta, cordão umbilical, líquido amniótico).

Assim como o parto é consequência de vários fatores cuja atuação pode ser modificada com o preparo pré-natal, o pós-parto é a soma final de todas essas ações e variáveis. Portanto, não se sinta frustrada caso tenha se preparado os nove meses para o parto normal e na hora H tenha de fazer uma cesariana.

A recuperação

Cada vez mais os médicos podem prevenir a dor e outros desconfortos decorrentes do parto. De fato, hoje em dia, com a modernização da analgesia e da anestesia, o pós-parto da cesárea, por exemplo, é menos doloroso, e a mulher tem certa facilidade de se adaptar às novas atividades com o bebê. Contudo, há restrições, considerando que a mulher passou por uma cirurgia abdominal. O fato de ela estar liberada para cuidar do recém-nascido já implica uma atividade física razoável.

Não há como comparar cesárea a parto normal, em que a convalescença é muito mais rápida. A mulher pode, por exemplo, subir escadas e levantar-se com mais facilidade. Resta apenas voltar à forma e, em alguns casos, aguardar a cicatrização da episiotomia.

Puerpério: os primeiros dias

No Brasil, os obstetras foram por muitos anos orientados a fazer a episiotomia em todos partos. Agora, a conduta usada na maior parte dos países europeus e estados americanos está começando a ser introduzida aqui – ou seja, fazer a incisão apenas quando houver necessidade.

A volta às atividades normais

O período para a volta às atividades cotidianas varia entre os especialistas. De modo geral, recomenda-se uma pausa de duas a três semanas (parto normal ou cesárea, respectivamente) para voltar dirigir. Para relações sexuais e exercícios físicos, deve-se aguardar trinta dias para os dois tipos de partos. Os exercícios devem ser iniciados com baixa intensidade, sendo esta aumentada de forma progressiva. Com a ajuda de um especialista em fisioterapia, pode-se iniciar mais brevemente os exercícios.

Por causa das tendências atuais de retornar às formas pré-gravídicas com rapidez, de recuperar a autoestima e de retomar a rotina interrompida no período da gravidez, a fisioterapia vem atuando com grande eficiência por meio de exercícios e orientações.

As atividades físicas devem ser iniciadas o mais rápido possível, e alguns exercícios, estáticos e dinâmicos, podem ser praticados ainda na maternidade, visando prevenir a diástase do reto abdominal (músculo da parede da barriga).

Outra categoria de importância são os exercícios para o assoalho pélvico, cuja finalidade é reabilitar principalmente a mulher que se submete ao parto natural, prevenindo a incontinência urinária de esforço. A respiração profunda também é benéfica por causa dos efeitos relaxantes e circulatórios. Exercícios com os pés, os tornozelos e as pernas ajudam igualmente a melhorar a circulação.

Mãe... e agora?

As alegrias do parto normal

"O som da campainha interrompeu minha leitura do Elio Gaspari. Eram duas da tarde de domingo e um casal de amigos vinha me buscar para almoçar. Eu já tinha sido paparicada durante a gravidez, mas nada comparado aos últimos dois dias, desde que meu marido embarcou para Nova York para cobrir o atentado ao WTC. Paulo hesitou em embarcar às vésperas do nascimento do filho, mas eu o incentivei. Nova York foi a casa dele por vinte e dois anos. Lá nos conhecemos, nos casamos e planejamos este bebê.

Apoiei as mãos no assento do sofá para ajudar a levantar o peso da barriga de nove meses e fiz força para levantar – foi quando senti que a bolsa estourou.

Direto para a maternidade, mas na maior calma. Mal cheguei, apareceram minha irmã, com o marido e a filhinha de um ano, e vários amigos. Minha filha, que estava no Rio, pegou a ponte aérea e pouco depois já estava lá também. Dando tudo certo, seria como planejei: parto normal, no quarto. Escolhi o obstetra, que tinha opção pelo parto normal, porque tinha certeza de que ele não me aconselharia uma cesariana que não fosse extremamente necessária; meu primeiro parto foi normal, mas dezesseis anos depois isso já não contava.

Fui para o quarto, e a turma toda junto. A cada contração, minha sobrinha morria de rir e batia palmas, achando que aquela respiração engraçada era brincadeira. Gravando na área do atentado, meu marido acompanhava tudo pelo telefone, entre um *take* e outro. O bebê foi monitorado. Quando

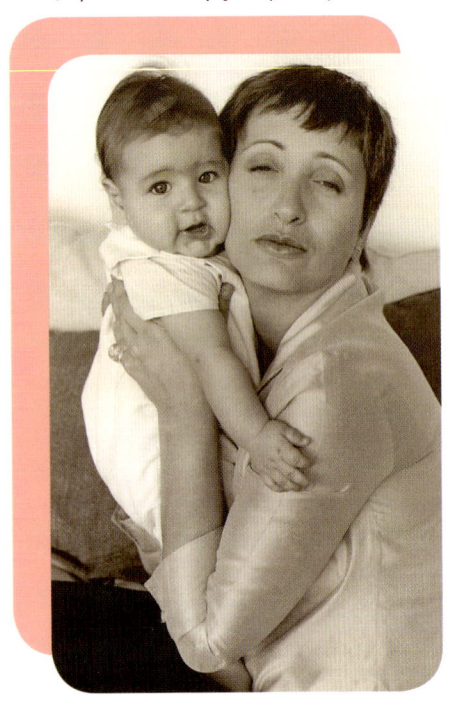

Puerpério: os primeiros dias

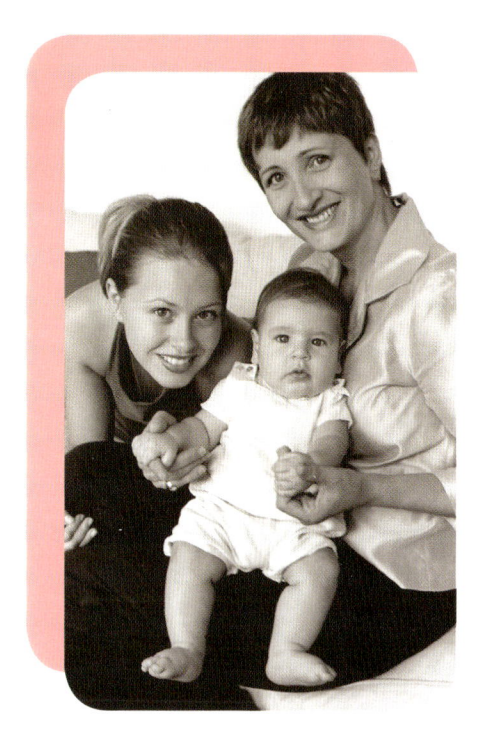

as dores apertaram, fui anestesiada e assim enfrentei as doze horas de trabalho de parto.

De repente, o doutor Zlotnik olha o monitor. Vi a preocupação nos olhos dele: os batimentos do bebê baixaram muito – é o que se chama de sofrimento fetal. Tranquilamente, o médico pediu que todos saíssem para que ele pudesse me examinar. Ficaram minha filha e uma amiga. Mas não era necessária uma cesariana – o bebê estava nascendo.

Minha filha me deu a mão e ficou ao meu lado. Com lágrimas nos olhos, viu o irmão nascer. Deu o primeiro banho. Contemplei a cena e entendi que esse foi o momento mais importante da vida dela. Pelo celular, meu marido acompanhou tudo. Ouviu o choro do Pedrinho.

Antes de ir para o berçário, ele veio para o meu colo e mamou. Senti uma paz imensa. Quando Mariana nasceu, eu ainda era estudante, tinha a vida pela frente, e ela foi a força que me impulsionou. Agora recebo meu filho sem os medos do primeiro parto, sem a insegurança da primeira viagem maternal."

Sônia Bridi
Jornalista

O apoio do companheiro ⑧

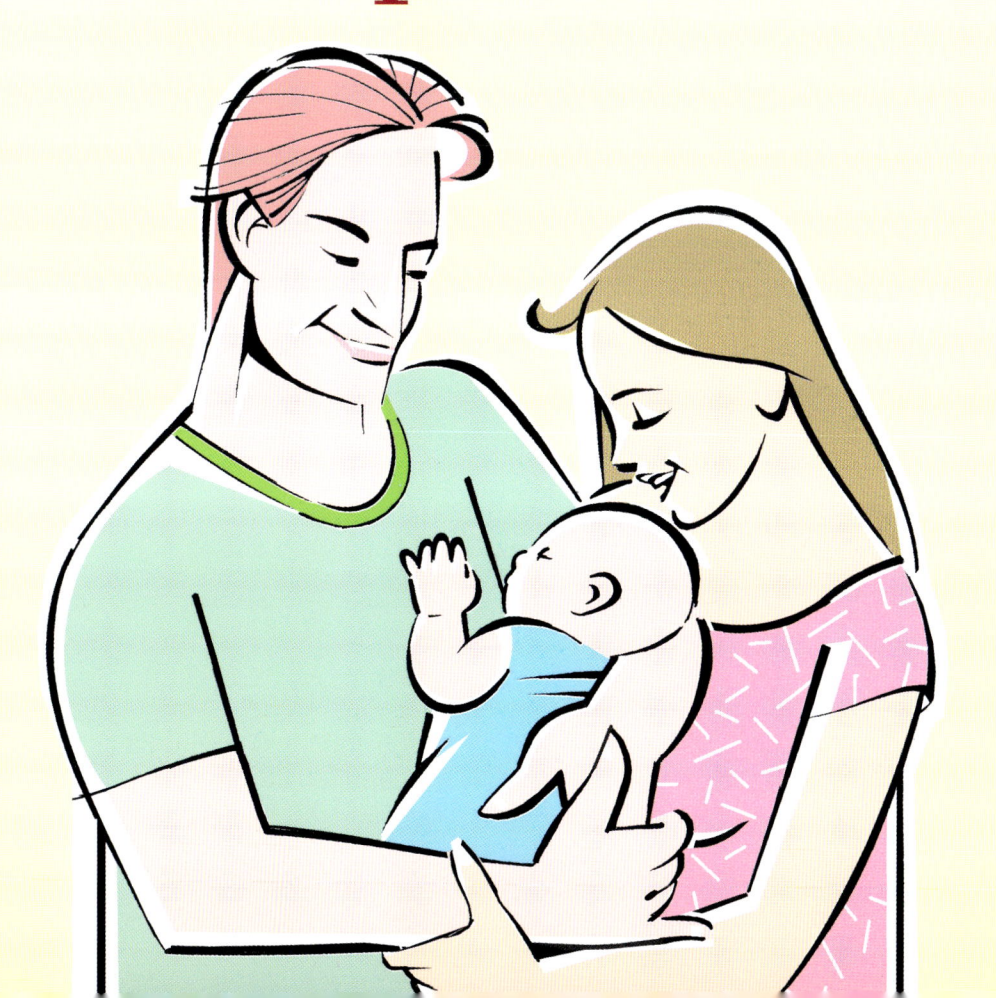

Bem, amigas, finalmente chegou aquele momento um tanto quanto delicado, que não depende só de nós. É a chamada "grande parceria".

Vamos falar a verdade: estamos felizes, porém inseguras e frágeis. Precisamos ser fortes para cuidar do nosso pequenino bebê, hábeis para dar conta de todas as tarefas e, para as mães que já têm outros filhos, boas psicólogas para lidar com toda a prole. Em meio à confusão, o papai também terá suas pequenas crises. Afinal, não é tão fácil para ele abrir um espaço para a entrada de um ser que ele mal conhece.

Devemos lembrar que passamos nove meses sentindo o bebê e acompanhando dia a dia o seu desenvolvimento, muitas vezes com fortes emoções e muita cumplicidade. Em contrapartida, por mais que o papai tenha participado da gravidez, a princípio o vínculo materno se estabelece de uma forma mais intensa e íntima. Mas não se preocupe. Apesar de a fase de adaptação ser complicada, de haver choros durante a madrugada e de a atenção ser dividida, no final o pai vai descobrir que é totalmente apaixonado pelo recém-nascido. Ele só precisa de um tempo para entender a nova estrutura familiar, para perceber que, apesar de a chegada do novo membro da família, tão espaçoso, roubar a atenção de sua mulher, ele será fundamental na vida de vocês. Logo haverá uma acomodação na rotina da casa, e aos poucos a vida entrará nos eixos novamente. Claro, com muitas fraldas e mamadeiras pelo caminho!

E para você, mamãe, um recado importante: deixe seu parceiro se envolver na relação mãe e filho. É natural a mãe proteger a cria e, sem querer, acabar excluindo o pai desse processo. O homem pode se sentir incapaz de fazer parte desse mundo inovador e acabar se afastando da família. Deixe que ele se envolva na rotina, que arrisque passar alguns momentos a sós com o filho e até mesmo que auxilie na hora do banho. O que ele mais precisa nessa fase é criar intimidade e perder o medo do bebê. Mas atenção: quando o papai estiver executando alguma tarefa com o filho, deixe-o à vontade. Fique por perto e ofereça ajuda, porém, sem transmitir insegurança. Incentive-o a decifrar esse serzinho tão frágil, mas lembre-se: tudo a seu tempo.

De qualquer forma, algumas dicas são úteis; afinal, cada homem age de um jeito quando se torna pai. Você conhece bem seu parceiro? Veja em qual das descrições a seguir ele se encaixa melhor.

> **Pai-mãe (também chamado "pãe"):** é aquele que quer tomar conta do bebê o tempo todo, supervisiona a babá e opina em quase toda situação. Seu desejo é estar o tempo inteiro com o filho no colo, e sua maior frustração é não poder dar o peito, literalmente. Ele compensa essa carência dando a mamadeira sempre que possível.
> **Dica:** deixe sempre claro que a ajuda dele é valiosíssima, mas em algumas situações mostre que você também é imprescindível. Não deixe que ele monopolize todas as decisões. Atenção! Qualquer atitude deve ser discutida entre o casal.

> **Pai companheiro:** é aquele que divide a grande tarefa de cuidar do recém-nascido. Está sempre por perto e co-

loca-se à disposição, embora deixe claro que para algumas funções a mãe é mais indicada. Apresenta equilíbrio emocional, podendo ser um grande apaziguador nas horas difíceis em que a mãe se sente aflita.

Dica: com esse pai, o cotidiano deve ser mais tranquilo; portanto, escute as sugestões e opiniões dele e dê importância aos seus pequenos gestos. Não menospreze sua presença e incentive-o a tomar novas atitudes.

Pai desligado: é aquele que ainda não percebeu que o bebê já chegou e que, por conta disso, a rotina da casa está toda alterada. Ainda sai duas vezes por semana para tomar seu chopinho e não perde a partida de futebol com os amigos. Afinal, o que pai de recém-nascido faz mesmo?

Dica: pegue leve, pois se você começar a jogar as coisas na cara dele, do tipo: "Estou cansada! Você sai e me deixa sozinha", ele poderá se sentir acuado e se tornar cada vez mais ausente. Fale calmamente que, nesse momento, ele precisa estar mais junto de vocês. Que ele até pode se encontrar com os amigos, mas com menos frequência. Mostre que ter um bebê em casa também tem seus atrativos; afinal, acompanhar cada evolução do filho é uma experiência genial.

Pai desesperado: é a ansiedade em pessoa. Fica o tempo todo vendo como está o estoque de fraldas e leite. Anda pela casa de um lado para o outro e dificilmente segura o bebê, pois teme deixá-lo cair ou quebrá-lo. Acha essa história de ter um bebê em casa muito assustadora, porque, afinal de contas, o pequeno chora o tempo todo e ele não sabe o que fazer. Além disso, liga para a mãe dele e para o pediatra várias vezes ao dia.

Dica: tenha muita paciência. Tente fazê-lo conviver com pessoas que estejam passando pela mesma situação que vocês. Trocar experiências pode ser um grande alívio para esse pai, pois ele vai perceber que não precisa fazer tempestade em copo d'água. Todo mundo passa pelas mesmas coisas, e ele não é o único no mundo que fica sem dormir por causa das cólicas, que gasta com fraldas ou, ainda, que morre de medo que o bebê adoeça.

Seja qual for o tipo de pai, não podemos nos esquecer de uma coisa: tome cuidado para não voltar as atenções apenas para o bebê. É claro que, principalmente nas primeiras semanas, você estará mais cansada e será difícil dar conta de tudo. Não hesite em pedir ajuda e – por que não? – assumir algumas fraquezas. Esqueça a síndrome da supermãe. Se esse é seu segundo filho, o pai pode participar das tarefas dando mais atenção ao primogênito.

De pai para pai

[...] Nossa, agora as coisas fazem sentido! Aquele rostinho procurando alguma coisa, alguém familiar, um ponto conhecido, um porto seguro... Ufa! Não me sinto tão perdido (ele parece mais perdido do que eu). Me dá um nó na garganta, uma vontade de chorar...

Ninguém sabe, mas o pai nasce junto com o bebê. Antes do parto, eu era só um figurante, fazia tudo para tentar participar, mas era um sentimento distante. Tá certo, foi crescendo junto com a barriga da mamãe... Agora sou um coadjuvante; afinal, concorrer com a mãe é impossível.

'Quando os filhos estiverem caindo no abismo vão gritar pela mãe', sempre ouvi essa frase. Então, vamos fazer nossa parte, ou seja, ser "escada" para as mães serem boas mães, e de vez em quando o esquecido pai consegue roubar a cena.

Meu Deus, que responsabilidade! Ele me olha, eu o pego no colo... Não posso deixá-lo cair, tem tanta gente aqui, não posso fazer feio. Ele é lindo – provavelmente todos dizem isso, e, depois de todo esse sufoco que é o parto, nem ele deve estar bonito... Mas ele é lindo, sim, é único!

Olho para ela, cansada, chorando, emocionada... mãe – ela nem imagina como esse sentimento vai se repetir tantas e tantas vezes na sua vida. A primeira mamada, o primeiro banho, o primeiro sorriso, o primeiro passo, a primeira palavra, e não vai ser mamãe, mãe, mama, nada disso, mas ela vai suportar, vai, sim! (nada que três anos de terapia não resolvam); afinal, mãe dá, mas também cobra.

Agora ela nem imagina nada disso. Nossos olhares se cruzam, e digo: Eu te amo. Só você poderia me fazer tão feliz!

– A máquina! – ela diz. – Você esqueceu... Não tirou as fotos!

Que fotos?! Eu estava tão preocupado em não desmaiar que lá ia me lembrar de tirar fotos?! Aliás, agora que passou tudo, nossa, como meu corpo dói, até meu cabelo dói! Quanta tensão!

Depois de três dias o "pacotinho" chega em casa. Parece que pulei a fase da maternidade, mas lá no hospital não acontece nada errado; o bebê até dorme a noite toda!

Aqui em casa a coisa é outra. Você sabe o que significa a expressão "O leite desceu!"? Pois é, se você pretende ser pai, aqui vai uma tarefa árdua: "ajudar" para que o leite não "empedre" (se é que esse é o termo técnico!). Ou seja, através de movimentos circulares ao redor do seio, você tenta facilitar a chegada do leite para o bebê. É legal, pode até rolar um "clima" se você não se incomodar em levar uma esguichada de leite de repente.

A propósito, não muda nada. Aqueles artigos típicos de revistas femininas: "E agora que sou mãe ele não quer nada comigo!", servem só para botar minhocas na cabeça. A mulher é a mesma, a paixão é a mesma e o tesão é o mesmo; o duro é achar uma brecha na agenda, que é apertadíssima... É uma dureza, o bebê mama de hora em hora, dorme pouco, chora muito, nós não dormimos, nos alimentamos mal. E sabe o que é mais estranho? Nós curtimos, não é doido?

E quando ele dorme? Nós não! Um levanta e vai ver se está tudo bem. E está? Como saber?

– Ele está respirando?

– Põe o dedo perto da boca! E aí? Vem ventinho?

– Ele tossiu!

– Ele resmungou!

– O que foi isso?

E assim passou a primeira noite em que ele dormiu tranquilamente. Excesso de preocupação? Espere a sua vez, vai acontecer a mesma coisa.

Um conselho: o que fazer durante a gravidez? Durma! Durma tudo que você tem direito, porque nunca mais você vai dormir como antes! Ou são todas essas dúvidas e medos de pais de primeira viagem, ou febres e resfriados que eles vão ter, ou idas à sua cama por "monstros" que com certeza estão debaixo da cama, ou para ficar um pouquinho com você, que trabalha o dia todo, chega em casa cansado e quase não tem tempo para ele (com o tempo você vai perceber que você é o coitado, que está na mão dele!).

A depressão pós-parto? Existe! Ela dura exatamente o que diz o nome... depois do parto e a vida toda! Ela chora quando dá de mamar para o bebê, quando troca a fralda, quando limpa o cocô e – pasmem! – quando vai ao supermercado comprar OB. Acho que aí que ela percebe que o bebê deixou de ser só dela e saiu para o mundo. E essa vida "chorona" vai até o primeiro Dia das Mães, o primeiro tombo, a primeira festa, o primeiro dia de escola, a primeira prova etc. Ah, a primeira namorada é um capítulo à parte. Aqui descobri que mãe é raça; ela é capaz de achar milhares de defeitos em uma menina de 4 anos que seu filho resolveu chamar de "minha namorada", e ela analisou e deu seu veredicto: E a "fulaninha" não é mais bonitinha?

Sabe, no fundo é divertido. Hoje tenho três filhos: um menino de 8, uma menina de 7 e outra menina de 3 anos. É extremamente instrutivo e divertido acompanhá-los em seu raciocínio lógico e simplista. Eles resolvem tudo tão fácil e de uma maneira tão óbvia que nos surpreende.

Outro conselho: tenha três filhos! Aí você vai perceber que cuidar de dois não era tão difícil, e que aquele amigo do escritório que acha supercomplicado cuidar do filho único não sabe nada mesmo!

E o mais importante: a recompensa mais doce de um longo dia, que é o beijo de boa-noite, se multiplica por três! Pense nisso!

Pedro Cozzi Júnior
Microempresário

E quando são gêmeos? ⑨

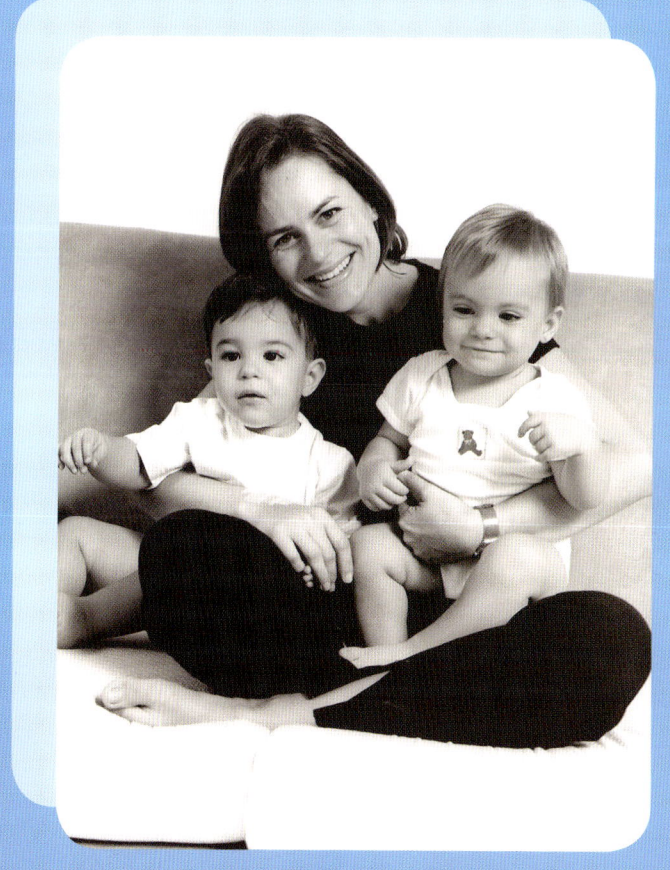

Myrian Clarck e seus filhos Pedro e Maria Clara

Dose dupla de amor

• •

Sem essa de que parto se tira de letra

Foi numa quinta-feira. Às 21h25 chegou Pedro e, um minuto depois, Maria Clara. Pesavam 2,1 kg cada. Todos chorávamos quando nos vimos pela primeira vez: meu marido e eu transbordando de emoção, os bebês dando seu primeiro alô para a vida. O parto foi tranquilo, se é que se pode dizer isso de uma situação tão cercada de apreensão, impotência e medo de agulhas.

Durante toda a gravidez, fui tomada por uma certeza de final feliz e de que nossos bebês teriam saúde. A mesma sensação me acompanhou à sala de parto para a cesárea. Meu marido, ao contrário, era um poço de tensão. Sentado num banquinho ao lado da minha cabeça, puxava uma respirada funda a cada segundo. Do som da sala de parto, lembro-me da respiração ofegante dele seguida do choro dos bebês.

Sem essa de que gravidez não mexe com você

Desde que soube que esperava gêmeos tinha uma obsessão: queria amamentar os dois bebês. Li tudo que pude sobre gravidez, amamentação e cuidados com recém-nascidos. Logo percebi que a maioria das revistas que circula no país está mais preocupada com detalhes do enxoval e com a decoração do quartinho do bebê. Não foi fácil encontrar explicações de como acolher dois bebês no peito ao mesmo tempo. A dificuldade em encontrar informações fez com que o curso para pais de primeira viagem da maternidade fosse ainda mais proveitoso. Na verdade, qualquer informação é válida quando você se prepara para uma dupla.

No primeiro mês, ganhei um diário da gestação. Uma espécie de agenda com informações sobre o desenvolvimento dos bebês. Ela funcionou como um organizador de etapas. Além de ficar sabendo o que acontecia com eles dentro de mim, tomava nota de todos os acontecimentos importantes: data do primeiro ultrassom, medida da circunferência da barriga, peso, e assim por diante.

Durante toda a gravidez, ouvi duas correntes que bagunçavam minha cabeça: "Gêmeos? Ai, coitada! Se um já é difícil...". E a outra: "Gêmeos? O meu sonho! Resolve logo tudo de uma vez". Hoje continuo escutando os mesmos comentários, no entanto eles não me abalam mais. Já sei que gêmeos não representam o dobro do trabalho para a mãe. Faço muitas coisas para os dois ao mesmo tempo. Dose dupla mesmo só nos sorrisos, nas caretinhas, nos gritinhos e nos afagos.

Sentia muito, mas muito mais calor do que o normal. Ainda assim, para trabalhar, usei aquelas meias que apertam a perna. É difícil enfiar a barrigona meia adentro. Não podia fazer ginástica por recomendação médica, mas fui acompanhada por uma fisioterapeuta que me ensinou as melhores maneiras de sentar e levantar a barriga. Ela me ajudava em exercícios suaves e drenava o líquido acumulado no meu corpo. Só de lembrar o ambiente *relax* das sessões me dá uma preguiça mole e gostosa. Trabalhei até poucos dias antes do parto. Lá pela 27ª semana parei de guiar. Como não fumo nem bebo, só me privei dos cafezinhos. Procurava comer coisas saudáveis. Na verdade, procurava o tempo todo: de manhã, à tarde, à noite, de madrugada... Engordei 20 kg.

E quando são gêmeos?

Mamãe é mamífero

Os primeiros três dias/noites na maternidade foram muito cansativos. Tinha que me recuperar da cesárea, acordava a cada três horas... E mais a pressão: "E o leite, desceu?". Ainda não, mas eles estavam sugando bem o colostro. Era um peito para cada bebê. Enquanto eu dava o mamá, o papai fazia cosquinhas para mantê-los acordados e firmes no propósito de comer e engordar.

No dia em que teríamos alta do hospital, veio a notícia: Maria Clara havia perdido peso e ficaria mais alguns dias na UTI semi-intensiva. A palavra UTI me causou arrepios. Minha filha na UTI? "É, e o menino também fica para que você continue perto dos dois." Mais: "Eles vão tomar leite em pó como complemento". Foi desesperador. Entrei trêmula na tal UTI semi-intensiva, uma sala envidraçada onde só mães, médicos e enfermeiras podem entrar. O acesso dos pais era restrito. Em casos de gêmeos é diferente. Papai está autorizado a entrar para ajudar no banho, nas mamadas...

Passado o choque inicial, vi quanto aprenderia com as enfermeiras. Limpeza do umbigo, banho, a hora de arrotar... Desvendei todos esses mistérios ali, na prática. Uma médica do grupo de amamentação do hospital (foi bom fazer o curso) sugeriu que continuássemos firmes no peito, mesmo que isso retardasse nossa volta a casa. Mamadeiras engordam rápido, exigem menos da mãe, mas fazem com que o bebê desanime de sugar o peito. Topei o desafio, e o desempate veio dois dias depois. Os dois engordaram, eu estava segura amamentando, e de quebra tínhamos virado atração da sala envidraçada. Mas o melhor mesmo era ver aqueles quatro olhinhos pendurados no meu peito. Descobri o encanto de ser um mamífero.

Sem essa de que você dá conta de tudo sozinha

Uma semana depois estávamos os quatro em casa. Meus pés e minhas pernas, que de tão inchados me obrigaram a usar sapatos quatro números acima do meu, foram voltando ao normal. Amamentar ajuda a contrair o útero e a emagrecer. Amamentando dois, perdi peso rápido. Não faltava leite. Quanto maior o estímulo, maior a produção.

Conforme os bebês cresceram, passei a amamentá-los separadamente. Enquanto uma mama era sugada, a outra, habituada à demanda, pingava. Papai fez muitos plantões aparando gotinhas com uma xicrinha de café. O excesso de leite colhido era para quando eu voltasse a trabalhar. Naquele verão, tomamos pouco sorvete porque o congelador ficou cheio de garrafinhas de leite congelado. Eram tantas mamadas que o mais fácil era ficar sem blusa mesmo.

Produzir leite dá muita sede. Para isso mantive uma moringa d'água ao lado da poltrona de amamentar. Passava pelo menos oito horas por dia sentada ali. Enquanto um bebê mamava, papai, vovó, babá, titia, vizinha... faziam o outro arrotar ou trocavam a fraldinha. Para as madrugadas, tivemos a ajuda de uma enfermeira. Eu estava de licença e levantava a cada três horas só para oferecer o peito. A profissional fazia o trabalho pesado: encher a moringa, trocar, arrotar, cuidar do sono dos bebês e me manter acordada. Com essa ajuda, eu conseguia a disposição necessária para a jornada diurna. Por sorte a enfermeira tinha um papo agradável e acabamos amigas. Papai, por muitos meses, passou os finais de semana acordando de madrugada. Era ele quem cobria as folgas da enfermeira.

Sem essa de achar que você pode enfrentar projetos paralelos

A maioria das grávidas pensa que vai fazer um monte de coisas durante a licença. Comigo não foi diferente. Minha meta era colocar em dia alguns livros à espera da minha atenção na estante. Mas eu não tinha vontade de ler nada que não fosse relacionado a bebês. A cada dia eu percebia uma reação diferente, um movimento novo. Eram as descobertas deles e inúmeras novidades para mim. Acho que a sensação é parecida com a que a gente sente quando está apaixonada. Não tem cabeça para mais nada mesmo. A diferença é que dessa paixão não nos curamos nunca.

As mães falam muito sobre a dificuldade de voltar a trabalhar. Estiquei ao máximo o período só com os bebês: emendei os quatro meses de licença com as férias. Ao contrário do que me diziam, me senti bem em voltar a fazer o que gosto; e me senti melhor ainda ao perceber que era possível conciliar o trabalho com a dupla maternidade. É claro que parte dessa tranquilidade vinha da confiança de saber que eles estavam em boas mãos. A mesma senhora que nos acompanhou nas mamadas noturnas topou ser babá da minha dupla. Eles passaram a mamar no peito apenas pela manhã e de madrugada. Os papais deveriam ser os maiores incentivadores do aleitamento materno. Enquanto a mãe amamenta, só ela levanta para acudir o bebê de madrugada. E depois ela continua levantando porque está condicionada a acordar com o choro deles.

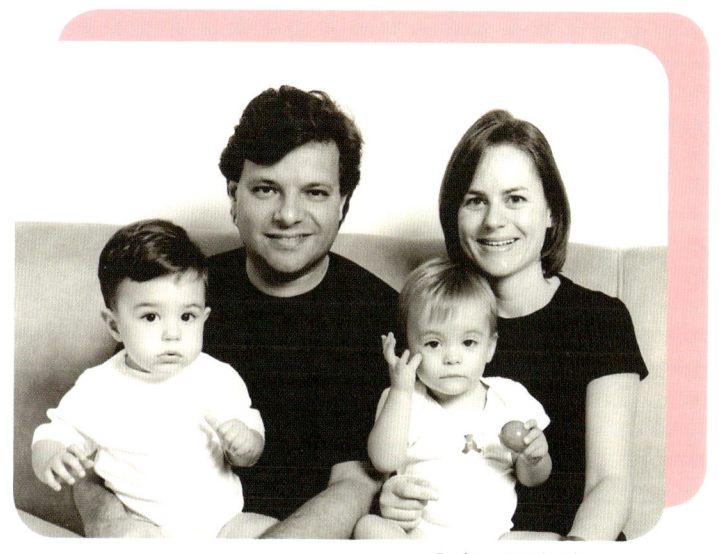

Pedro e Maria Clara com os pais
Jayme A. da Costa Pinto Júnior e Myrian Clarck.

Até o nono mês dormimos muito pouco. O resultado disso é que o sono passou a ser uma divindade poderosa capaz de controlar nossos hábitos. Só quando ele estivesse saciado, as outras divindades com a letra "S" – leia-se sexo, sessões de cinema, saídas e social – poderiam se ocupar de nós. Nem preciso dizer que muitas vezes abrimos mão das divindades secundárias. Ginástica? Se eu tivesse tempo para isso, certamente tiraria uma soneca. Mas acalme-se: tudo passa. Antes mesmo de completar um ano, Maria Clara já dormia onze horas seguidas. Pedro está quase lá. Mas, para quem levantava até seis vezes numa noite, uma passadinha no quarto é moleza.

Acho que a maior dificuldade com gêmeos é quando eles adoecem. Bebês com febre ou com dor querem o colo e a atenção da mãe o tempo todo. Aqui em casa os dois sempre adoeceram ao mesmíssimo tempo. Aí é realmente duro. Os olhinhos vermelhos e amuados pedindo o seu aconchego. Nesses casos não dá para colocar os dois no carrinho, tentar acomodar um naquelas mochilas de carregar bebês nas costas e o outro nos braços (faço isso muitas vezes quando os dois querem colo ao mesmo tempo), balançar na rede... Você é obrigada a fazer um revezamento e sente o coração em pedaços.

Sem essa de "tô saindo em quinze minutos"

Sair de casa requer pelo menos quarenta minutos de preparação. Checar se as fraldas estão OK, levar algum brinquedo, um pouco d'água, leite e comida, se for o caso, paninhos, babador, chupetas, pomadas, uma troca de roupa extra, lenço umedecido, fraldas, agasalhos... Levo também a máquina fotográfica para registrar alguma novidade, mas isso é uma mania minha. Em vez de carregar as tradicionais sacolas de bebês, optei por uma mochila. Além de acomodar um volume maior, a mochila permite que minhas mãos fiquem livres, o que é fundamental para quem carrega dois... Toda essa parafernália assusta à primeira vista. Depois, só rindo mesmo, porque, quanto mais eles crescem, maior a tralha que carrego. O mais prático é já deixar uma mochila montada. Na hora da saída, é só pegar as comidas e cuidar dos bebês.

Apesar da mão de obra, sair com dois bebês é sempre muito divertido. Eles são sempre muito abordados. Meu marido e eu procuramos adaptar nossos hábitos à rotina dos bebês. Quando eles estavam com três meses, fizemos nossa primeira viagem: só nós quatro. A viagem de um casal com gêmeos, sem nenhum ajudante, é uma trabalheira. Mas também nos deu um traquejo danado e já nos consideramos especialistas no assunto.

Um dos resultados dessa intensa movimentação é que aqui em casa já estamos quase comprando móveis novos para ter onde exibir porta-retratos. Com um pouco de bom humor, você vai rir de si mesma e das maluquices que fará para distrair dois bebês chorando ao mesmo tempo, dois bebês que não querem comer, dois bebês sem sono... Sem essa de dizer que o primeiro sorrisinho que você ganhar dos seus bebês vai transformá-la numa supermãe, para quem não existem maus momentos. Tais momentos acontecem naturalmente, como em tudo na vida, e se diluem em meio às demais agruras ocasionais do dia a dia. As recompensas, ao contrário, são únicas e inesquecíveis.

Myrian Clarck
Jornalista

O papel dos avós

Depois que o bebê nasce, muitas vezes surgem algumas opiniões diferentes entre os pais e os avós quanto aos cuidados com o novo membro da família. Afinal de contas, o bebê que nasceu não é apenas seu filho – ele passa a ser neto, sobrinho, primo...

A relação pais *versus* avós é muito importante e, nesse momento, pode tornar-se delicada.

A mãe, principalmente a de primeira viagem, tem o instinto de proteger o bebê ao máximo e, em alguns casos, nos primeiros dias, não deixa ninguém pegá-lo no colo, nem mesmo os avós. Essa atitude pode gerar muita confusão e ser interpretada como rejeição, principalmente por parte da sogra. Por outro lado, existem avós excessivamente possessivos e que interferem na vida do casal e – óbvio! – na do neto.

Sei que você está sensível, mas mantenha a serenidade e ouça os conselhos, pois muitos deles são valiosos. Além disso, tente evitar desgastes, porque, na realidade, todos querem o melhor para o bebê.

Diante de alguma situação delicada, o que deve prevalecer é o bem-estar geral da família e do mais novo membro dela. Atitudes extremistas de ambas as partes devem ser evitadas. Nessa hora, vale a pena relevar muita coisa, mas sempre deixando claro seu posicionamento de mãe. E a palavra-chave deve ser *respeito*.

Devemos pensar muito sobre esses conflitos. Eles são normais, mas podem desestabilizar a vida em família e prejudicar até mesmo o relacionamento a dois. Além disso, o relacionamento com os avós é uma experiência rica e muito importante para as crianças. Portanto, assim como os avós devem deixar os pais cometerem erros e acertos, a fim de que exerçam livremente seus papéis, os pais do bebê devem entender e incentivar a relação tão maravilhosa entre avós e netos.

Então, estimule sempre o relacionamento entre seus filhos e os avós, tão importante para todos, mas principalmente para as crianças. Afinal, nossos filhos merecem!

Os primeiros exames do bebê ⑩

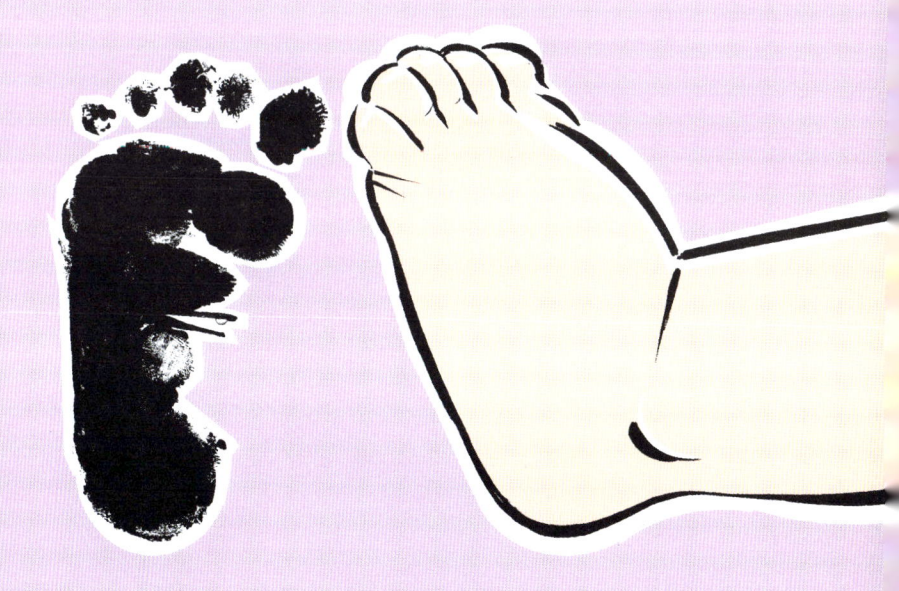

Logo que o bebê nasce, ele passa por alguns exames. A maioria das mamães fica aflita, pois após o parto – quando realizado numa maternidade – os médicos viram o pequenino literalmente de ponta-cabeça. Afinal, os primeiros instantes após o nascimento são importantíssimos, e os especialistas têm de observar tudo. Portanto, vale a pena conhecer a maratona de avaliações pela qual seu filhinho vai passar, ainda na sala de parto. Dessa forma, você se sentirá mais tranquila e terá a certeza de que sua joia rara estará em ótimas mãos.

Depois que o cordão umbilical é cortado, o bebê faz o teste de Apgar. Nesse exame, o médico verifica a frequência cardíaca, a respiração, os movimentos, a cor da pele e os reflexos. Essa avaliação, baseada em notas, é feita no primeiro segundo e no quinto minuto de vida. O neonatologista – médico especializado em recém-nascidos – também examina e avalia o bebê para verificar sua saúde geral. Quando existe necessidade, ele aspira as vias respiratórias. Em seguida, é feita a identificação do bebê, quando ele ganha o primeiro presente: duas pulseirinhas, uma no braço e outra no tornozelo com o nome da mãe e o número do quarto. Você, mamãe, também estará com a sua – a enfermeira vai lhe mostrar a pulserinha do bebê para que não haja dúvidas. Além disso, a certidão vem carimbada com os pezinhos do bebê.

Agora, é chegada a hora tão esperada, em que o recém-nascido será medido e pesado. Só depois disso ele estará liberado para tomar o primeiro banho. Em algumas maternidades, o primeiro banho pode ser dado pelo pai da criança – informe-se a respeito.

Já no berçário, serão realizados exames mais detalhados, em que serão verificados a cor e a consistência da pele, os ossos da cabeça, a boca, os olhos e o nariz. Em seguida, serão observados os batimentos cardíacos e o pulmão, com a ajuda do estetoscópio.

A barriguinha é a próxima etapa. Por intermédio de toques, o pediatra verifica o tamanho dos órgãos abdominais, o formato e a coloração do umbigo. Outro teste feito pelo especialista é chamado manobra de Ortolani, um movimento em que se mexe a cabeça do fêmur e do quadril para verificar se o bebê apresenta alguma luxação congênita.

Depois é a vez de checar a clavícula, os bracinhos, as perninhas e a região genital. Para avaliar o sistema nervoso, o médico abre os bracinhos do recém-nascido, segura e depois solta. A reação é automática. Esses pequeninos são mais espertos do que pensamos – reagem abrindo os braços e as pernas como se fossem agarrar alguma coisa.

Em seguida, seu filhinho vai treinar os primeiros passinhos. Calma! Está certo que eles são geniais, mas esse é apenas mais um reflexo que será testado. O neonatologista segura o bebê sobre uma superfície dura e reta, e na mesma hora aquele toquinho de gente ensaia alguns passos.

A coluna vertebral também é examinada passando-se lentamente os dedos pelas vértebras; assim é possível observar todas elas.

Ainda não acabou! Falta saber se o espertinho está pronto para mamar. Ao encostar a mão do bebê na própria boquinha, o especialista verifica o instinto da sucção. Enfim, depois dessa primeira grande jornada, ele será vestido com aquela roupinha linda que você escolheu para o primeiro grande dia e levado até o quarto para começar a troca mais linda de amor que pode existir: a amamentação.

TABELA DE APGAR
(pontuação para o estado de saúde do bebê ao nascer)

	0	1	2
Frequência cardíaca	ausente	<100	>100
Respiração	ausente	fraca, irregular	choro forte
Tônus muscular	flácido	flexões em extremidade	movimentação ativa
Irritabilidade reflexa	sem resposta	resposta moderada	resposta intensa
Cor	azul, pálida	rosada, extremidades azuis	totalmente rosada

Exames laboratoriais do bebê

Teste do pezinho

Obrigatório hoje pelo Estatuto da Criança e do Adolescente (ECA), o teste do pezinho consiste em um exame de sangue para triagem de problemas metabólicos e de doenças congênitas. Para tanto, utilizam-se algumas gotinhas de sangue retiradas do pezinho do bebê.

Além de rubéola, doença de Chagas e sífilis, esse exame pode detectar outras patologias, como:

- Fenilcetonúria: doença genética, de caráter autossômico recessivo, decorrente da deficiência da enzima fenilalanina-hidroxilase. Em consequência, a fenilalanina acumula-se no sangue do recém-nascido, com efeitos tóxicos no sistema nervoso central, podendo causar até deficiência mental severa. O tratamento precoce previne essas alterações. Portanto, o exame a ser solicitado é a Dosagem da Fenilalanina (PKU).

- **Hipotireoidismo congênito:** doença com frequência muito elevada (cerca de 1:4.500 nascimentos) que envolve a deficiência parcial ou total dos hormônios da tireoide. Com determinação conjunta de T4 e TSH, podem-se detectar todos os tipos de hipotireoidismo congênito. O tratamento precoce dessa patologia previne a deficiência mental. Portanto, os exames a serem solicitados são TSH Neonatal (TSH) e T4 Neonatal (T4).

- **Toxoplasmose congênita:** a maioria dos recém-nascidos infectados é assintomática, podendo, entretanto, anos mais tarde, apresentar sintomas neurológicos e oftalmológicos graves. O diagnóstico precoce por meio de anticorpos da classe IgM e o tratamento da infecção podem evitar ou minimizar complicações futuras. Portanto, o exame a ser solicitado é o Antitoxoplasma Gondii IgM (TOXO M).

- **Deficiência de biotinidase:** doença genética de caráter autossômico recessivo. A deficiência dessa enzima resulta na incapacidade de liberar biotina dos alimentos, com consequente deficiência secundária da atividade de várias enzimas mitocondriais. Indivíduos com deficiência severa podem apresentar convulsões, ataxia, hipotonia, dermatite, queda de cabelos e atraso no desenvolvimento. O diagnóstico precoce e a suplementação diária de altas doses de biotina previnem o desenvolvimento das manifestações clínicas. Portanto, o exame a ser solicitado é a Pesquisa da Atividade da Biotinidase (BIOT).

- **Hiperplasia congênita de suprarrenal**: níveis elevados de 17 OH-progesterona no sangue do recém-nascido levam a suspeitar dessa patologia. O diagnóstico precoce é importante para evitar a virilização da idade óssea e, em alguns casos, severa crise de perda de sal que pode levar à morte nas primeiras semanas de vida. Portanto, o exame a ser solicitado é a 17 OH-Progesterona Neonatal (17 OHP).

- **Hemoglobinopatias:** o diagnóstico precoce dessa doença possibilita a instituição de medidas profiláticas para diminuir a morbidade. Uma vez presente, a doença deverá ser confirmada por meio de exames complementares. Portanto, o exame a ser solicitado é a Pesquisa de Hemoglobinopatias (AN. FALC.).

- **Fibrose cística – pesquisa de fibrose cística:** é a mais frequente das doenças genéticas detectáveis pelo teste do pezinho na população branca. Embora seja *incurável*, o diagnóstico e tratamento precoces da doença melhoram sobremaneira a qualidade de vida e a sobrevida. A fibrose cística evolui com aumento de cloreto de sódio no suor, deficiência pancreática exócrina e doença pulmonar obstrutiva crônica. Nos recém-nascidos com fibrose cística, o nível de tripsina imunorreativa (IRT) eleva-se e, com o passar do tempo, vai caindo em decorrência da disfunção pancreática na produção de tripsina. **ATENÇÃO:** um teste positivo não faz o diagnóstico, mas indica que há grande possibilidade de fibrose cística. Portanto, o exame a ser solicitado é Tripsina Imunorreativa (IRT).

- **Galactosemia:** doença genética autossômica recessiva que se caracteriza por icterícia, convulsão, catarata, cirrose hepática e deficiência mental, podendo ocasionar a morte. O defeito genético fundamenta-se na deficiência da enzima galactose-1-fosfato uridil transferase, que torna o recém-nascido incapaz de metabolizar a galactose, açúcar presente no leite e derivados. Portanto, o exame a ser solicitado é a Pesquisa da Atividade da Glactose-1--Fosfato Uridil Transferase (GALAC).

- **Deficiência da G6PD:** a glicose-6-fosfato dehidrogenase (G6PD) é uma enzima das hemácias, com herança genética ligada ao X, importante na manutenção da hemoglobina. As inúmeras mutações genéticas já encontradas resultam em deficiência da G6PD – levando à hemólise prematura quando a enzima é submetida a situações de desequilíbrio – ou em doença hemolítica do recém-nascido. O diagnóstico precoce permite o controle dos fatores de risco e a melhora da qualidade de vida do paciente. Portanto, o exame a ser pedido é a Triagem da Atividade da Glicose-6-Fosfato Dehidrogenase (G-6-PDH).

- **Cromatografia de aminoácidos (aminoacidopatias):** por intermédio da cromatografia, pode-se diagnosticar a fenilcetonúria e outras aminoacidopatias, como: homocistinúria, tirosinemia, doença do xarope de bordo etc. Portanto, o exame a ser solicitado é a Cromatografia de Aminoácidos (CROMAT).

- **Infecção congênita pelo HIV:** a detecção precoce da infecção pelo HIV e o acompanhamento médico especializado podem melhorar muito a qualidade de vida dos portadores do vírus. A positividade do exame anti-HIV em recém-nascidos pode significar apenas infecção materna, e a realização do teste anti-HIV na mesma amostra do teste do pezinho permite a seleção dos recém-nascidos que devem ser submetidos aos testes confirmatórios. Portanto, o exame a ser solicitado é o Anti-HIV (HIV).

- **Deficiência da MCAD:** doença autossômica recessiva cuja alteração está localizada no cromossomo e apresenta maior incidência em descendentes de brancos do norte europeu. Acomete ambos os sexos igualmente, e o início das manifestações clínicas pode se dar entre 2 dias e 6 anos de idade. A deficiência da MCAD impede a transformação de ácidos graxos em energia, e, por isso, em determinadas situações que provoquem hipoglicemia (como febre, jejum prolongado etc.), o paciente poderá apresentar parada cardíaca, respiratória e/ou convulsões.

Essa deficiência pode ser a responsável por 1% a 3% das mortes súbitas de crianças atribuídas à síndrome da morte súbita infantil. É de extrema importância o acréscimo da pesquisa do MCAD ao teste do pezinho DLE não só pela facilidade de coleta, mas também para diminuir o risco de morte súbita nesses pacientes, assim como para evitar que os sobreviventes de episódios clínicos severos apresentem prejuízo mental. Portanto, o exame a ser solicitado é o MCAD.

O teste do pezinho normal não afasta a possibilidade de ocorrer deficiência mental ou comprometimentos neurológicos por outras causas genéticas ou adquiridas. Também não diagnostica as síndromes genéticas, como, por exemplo, a síndrome de Down. Apenas o acompanhamento de rotina realizado pelo pediatra pode atestar a saúde do bebê.

Teste a audição do bebê

Audiometria (exame que mede o nível de audição)

Nos Estados Unidos, calcula-se que cerca de 3 milhões de crianças com menos de 18 anos apresentem graus variáveis de perda auditiva. Uma pesquisa avaliou 117 crianças entre 2 e 12 anos e descobriu que 1,4% delas apresentava algum grau de perda auditiva permanente.

IMPORTANTE: o estudo não incluiu crianças com episódios recorrentes de otite média, fator de risco importante de surdez na infância.

Mas, afinal, os bebês podem sofrer de surdez? Quando suspeitar? E o que pode ser feito para descobrir?

Surdez neurossensorial (SNS)

A perda auditiva pode ter várias causas, muitas delas temporárias. Mesmo em alguns casos de SNS (causada por lesão no sistema nervoso responsável pela condução da audição), o déficit auditivo não é total. A SNS ocorre em uma criança a cada 2 mil nascimentos.

Calcula-se que 80% das crianças com SNS sofram de déficit auditivo congênito ou adquirido precocemente, e em 30% dos casos existe um forte componente hereditário – daí a importância de informar ao pediatra os casos de surdez em crianças na família.

A causa da surdez nem sempre é óbvia e permanece obscura em cerca de 40% dos pacientes. As causas mais comuns de SNS são: fatores hereditários (12%), traumas na cabeça (11%) e fatores de risco perionatais (11%).

O baixo peso ao nascer (menos que 1,5 kg) é o fator de risco mais comum de SNS, provavelmente porque esses bebês prematuros apresentam mais lesões isquêmicas e hemorragias no ouvido interno e estão mais sujeitos aos efeitos tóxicos da bilirrubina (que causa icterícia neonatal) ou dos antibióticos (como aminoglicosídeos). Apesar de trabalhoso e caro, buscar a causa é importante nos casos tratáveis de SNS.

Cerca de 50% dos recém-nascidos não possuem fatores de risco sugestivos de SNS, e com isso o diagnóstico é retardado até que sejam observadas anormalidades na fala e na linguagem. Em 33% dos casos, o diagnóstico é dado quando a criança já tem cerca de 1 ano. A idade média de diagnóstico de surdez na infância varia de 1,7 (casos com SNS bilateral de moderada a profunda) a 4,3 anos de idade (casos de déficits mais leves).

Contudo, alguns estudos contestam esses números e afirmam: a idade média para diagnóstico pode ser ainda mais alta, situando-se entre 7 e 8 anos em boa parte dos casos.

Indicadores de perda auditiva

Em 60% dos casos, os pais são os primeiros a perceber a deficiência auditiva da criança. Agora, conheça algumas características de risco que auxiliam na avaliação da audição do bebê:

Durante a gravidez

- Se a mãe teve sarampo.
- Se a mãe ingeriu bebidas alcoólicas.

Recém-nascido e até 6 meses

- Com baixo peso ao nascer ou nascido prematuramente (6-7 meses).
- Com aparência incomum (face ou orelhas).
- Se sofreu *icterícia* e necessitou de *transfusão* de sangue.
- Se permaneceu na UTI neonatal por mais de cinco dias.
- Se recebeu antibióticos endovenosos.
- Se teve *meningite* ou outros distúrbios neurológicos.
- Se sofreu trauma craniano, com ou sem sangramento pelo ouvido.
- Se apresentou infecções otológicas recorrentes com secreção nos ouvidos por mais de três meses.
- Se não reage a ruídos altos.
- Se não acorda com ruídos altos.
- Se não emite sons.
- Se não se vira ao som da voz.

Entre 6 e 12 meses

- Se não aponta para familiares ou objetos quando solicitado.
- Se não balbucia ou parou de balbuciar.
- Se por volta dos 12 meses ainda não compreende frases simples.

Após 13 meses

- Se não se volta quando chamado.
- Se não se mostra alerta aos sons do ambiente.
- Se não responde aos sons ou não localiza sua fonte.
- Se não imita os familiares ou usa palavras simples para denominar coisas em casa.
- Se não utiliza a linguagem falada como outras crianças da mesma idade.
- Se não ouve tevê no volume habitual.
- Se não demonstra grande progresso na compreensão e no uso de palavras para se comunicar.

Recomendações gerais

Na suspeita de surdez, leve a criança a um otorrinolaringologista para ser examinada. O teste de audição pode ser feito em qualquer idade – mesmo em recém-nascidos.

Desde 1993, o National Institute of Health (NIH) nos Estados Unidos recomenda *audiometria* para todas as crianças em torno dos 3 meses de idade e em todos os pacientes internados em Unidades de Tratamento Intensivo Neonatal (Utin). Na verdade, todas as crianças deveriam fazer um teste de audição antes de começar a frequentar a escola.

Mesmo déficits auditivos unilaterais associam-se a prejuízos significativos no desempenho escolar e no desenvolvimento de habilidades psicolinguísticas. Fazer o diagnóstico precocemente e, se necessário, incluir a criança em programas educacionais especiais é fundamental para não prejudicar seu ritmo de desenvolvimento intelectual – que, em geral, se encontra preservado.

FIQUE ALERTA

Quanto antes o diagnóstico for realizado, mais fácil será trabalhar para a reabilitação da criança.

Os pais devem ficar alertas quando a criança:

- Sempre aumenta o volume da tevê ou do som.
- Não consegue localizar de onde o som vem.
- Busca contato visual para se comunicar.
- É desligada na escola.
- Não obedece aos pais quando falam com ela sem a estar olhando.
- Se volta assustada somente quando os pais gritam ou estão com voz alterada.

O desmame

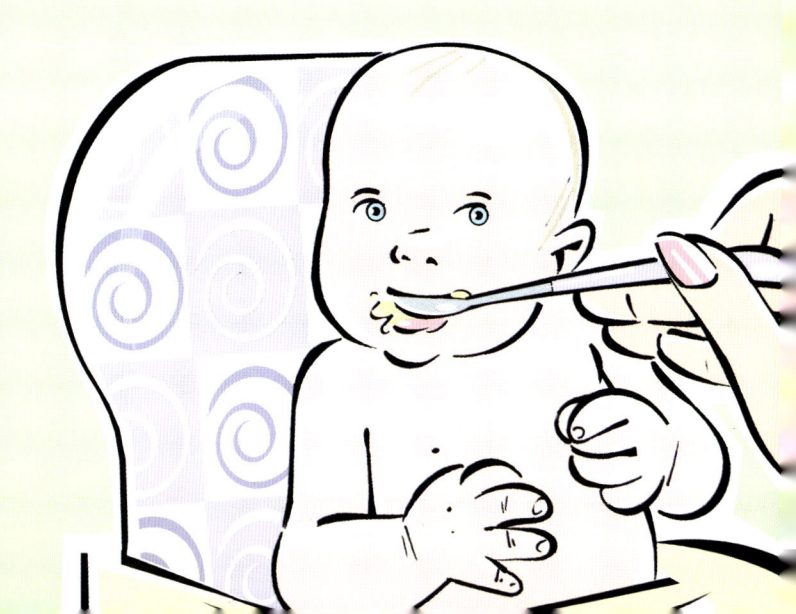

11

O desmame acontece a partir do sexto mês, idade em que o bebê começa a produzir as próprias defesas e não necessita, como antes, dos anticorpos que recebe do leite materno. Confesso que sou a favor da amamentação prolongada e acho que, se você pensa o mesmo, pode começar introduzindo papinhas e comidas sólidas, mas manter uma ou duas mamadas ao dia – aos poucos vocês se acostumarão com o novo cardápio.

O desmame está muito relacionado ao aspecto psicológico da mãe e do bebê. Algumas crianças encaram essa mudança como um afastamento da mãe, achando que foram rejeitadas, e certamente irão protestar muito, evitando as novas refeições. Esse processo deve ser lento. A primeira mamada a ser retirada é a da tarde, porque nessa hora a alimentação substitui bem o leite materno.

A comida deve ser dada por outra pessoa que não a mãe, pois, se ela estiver perto, com certeza o bebê vai preferir o peito. Quando ele se acostumar com a mudança, a mãe poderá voltar a alimentá-lo.

O objetivo dessas orientações é que você elimine as dúvidas, de modo que passe pela fase da amamentação até o desmame de maneira tranquila, e que seu filho tenha um desenvolvimento saudável, aproveitando ao máximo os benefícios do leite materno.

IMPORTANTE

- Os vegetais devem ser peneirados, amassados ou em forma de purê.
- A carne deve ser moída ou triturada.
- Os sucos devem ser coados.

DICA

Primeira semana

- Ofereça papinhas entre uma mamada e outra, de preferência à tarde.
- Faça nessa semana sopinhas leves, com sabor suave.
- Ofereça um suco de fruta. Se a fruta for docinha, não precisa adoçar. Prefira laranja-lima ou a própria lima-da-pérsia, que são menos ácidas.
- O pediatra do seu filho deve indicar um leite adequado para começar lentamente a substituição do leite materno. Esse leite pode ser usado para fazer papinhas de aveia, fubá etc.

Segunda semana

- No almoço, ofereça algum alimento antes do peito, como, por exemplo, uma sopinha.
- No final da tarde, pode dar a metade de uma banana amassada. Vá aumentando a quantidade gradativamente.
- Pela manhã e à noite, continue a oferecer o peito.
- Você pode começar a dar líquidos em um copinho, mas deve segurá-lo no início.

Terceira semana

- No almoço, após a sopinha, você já pode oferecer uma sobremesa em lugar do peito.
- Agora, com alguns dias sem mamar após o almoço, você pode dar papinhas no final da tarde, antes da mamada.
- Ofereça leite ou suquinhos nos intervalos, sempre no copinho. Caso ele não aceite, pode usar mamadeira. No início, é importante que ele goste do sabor. Ofereça água mineral ou fervida (após resfriar).

Quarta semana

- Continue a dar sopinhas, sempre variando o sabor e mantendo a sobremesa.
- Pode ser que no final da tarde, após uma papinha, ele já não aceite mais o peito.
- Não se esqueça dos líquidos.

Após a aceitação dos alimentos sólidos, ainda é importante manter o leite materno (ou seu substituto) até o bebê completar o primeiro ano de vida, porém, em menores quantidades e com menos frequência. Evite adicionar cereais ou sólidos ao leite, para que seu filho não ingira excesso de calorias, podendo transformar-se lentamente numa criança obesa.

Idade	Nº de mamadeiras	Quantidade (ml)
1º mês	6 a 10	70 a 120
1 a 3 meses	5 a 7	120 a 180
4 a 6 meses	4 a 5	180 a 210
7 a 9 meses	3 a 4	210 a 240
10 a 12 meses	3	210 a 240

Vale ressaltar mais uma vez a importância do leite materno. E não esqueça que, seja qual for o tipo de leite dado, deve-se pôr a criança para arrotar. Não é necessário forçar o arroto. Apenas a coloque no ombro e dê leves palmadinhas nas costas dela ou deite-a com a barriga para baixo antes de dar os tapinhas.

IMPORTANTE
Evite deitar a criança para dar mamadeira, pois essa é uma das causas mais frequentes de otite média (inflamação do ouvido). O ideal é que ela esteja com o tronco levemente elevado.

Ele ainda é seu bebê...

Faz um mês que você iniciou o desmame, e a alimentação do bebê deve ter evoluído bastante – agora ele já gosta das sopinhas, papinhas e frutas, e também deve estar tomando mamadeiras com substitutos do leite materno. Nessa fase o bebê deverá ter três refeições sólidas ao dia, complementadas com o leite que o pediatra indicou.

É comum que, ao mesmo tempo, você se sinta aliviada e, contraditoriamente, com o coração apertado; afinal, seu bebê já não precisa do seu leite para sobreviver. De agora em diante ele poderá crescer saudável e forte, e nós deixamos de ser aquela figura indispensável. Muitas mulheres chegaram a comentar que exatamente nesse processo de desmame passaram por uma grande depressão, que aos poucos foi resolvida.

• •

"De repente tudo pareceu vazio; era como se eu estivesse perdendo o controle da situação e o amor do meu filho..."

M. R. S., 26 anos.

• •

Se o mesmo acontecer com você, pense nos benefícios que o leite materno proporcionou à saúde dele, em como foram bons

O desmame

aqueles momentos de carinho, e que ele levará isso para sempre no subconsciente, tornando-se uma criança feliz e muito saudável. Daqui para a frente você terá outras maneiras de transmitir esse amor.

Como cuidar do novo cardápio

Uma alimentação saudável deve suprir requisitos nutricionais extremamente necessários nessa idade e que sejam seguros para a criança. Converse com o pediatra sempre que tiver vontade de acrescentar novos alimentos ao cardápio do bebê. Os alimentos devem ser associados gradativamente.

É importante que eles sejam oferecidos de acordo com a fome do seu filho. A quantidade deve obedecer às necessidades dele, com uma avaliação adequada do peso e da idade. As calorias também devem corresponder ao peso do bebê: aproximadamente 107 calorias por quilo por dia ao nascer, baixando sempre aos poucos para 98 calorias por quilo até o final do primeiro ano de vida. Pode ser que o pediatra determine uma conduta diferente em decorrência de outros fatores.

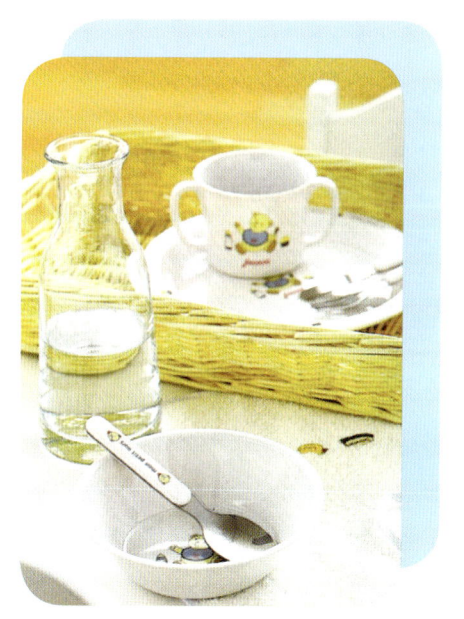

Alimentos vitaminados

Vitamina A

- Importante para o crescimento normal.
- Importante para o desenvolvimento ósseo.
- Ajuda na formação dentária.
- Importante para a integridade da visão.
- Em altas doses, é tóxica.

Alimentos: gema de ovo, fígado, vegetais de folhas verdes, melão e pêssego.

Vitamina B1

- Importante para o sistema nervoso.
- Fundamental para o crescimento.
- Mantém o apetite normal.

Alimentos: legumes, grãos, cereais, germe de trigo, batata, fígado, miúdos.

Vitamina B2

- Necessária para a saúde dos olhos.
- Previne fissuras nos cantos da boca, olhos e nariz.

Alimentos: vegetais de folhas verdes, pães, ovos, leite e derivados, miúdos, cereais.

Vitamina B6

- Evita problemas de pele e lesões da mucosa.
- Previne anemia.
- Importante para o crescimento.

Alimentos: gema de ovo, farinha de aveia, legumes, leite etc.

Ácido fólico

- Essencial para a formação das células vermelhas do sangue.

Alimentos: miúdos, carne magra, peixe, feijão, lentilha, aspargos, vegetais de folhas verdes, trigo e brócolis.

Vitamina C

- Muito importante para a produção de colágeno.
- Essencial para o crescimento de ossos e dentes.
- Aumenta a absorção de ferro.
- Reduz o surgimento de infecções.
- Previne o escorbuto.

Alimentos: morango, laranja, limão, acerola, melão, tomate, repolho cru, abacaxi, goiaba e batata.

Vitamina D

- Importante para o crescimento e desenvolvimento.
- Atua no aproveitamento do cálcio.
- Previne e pode curar o raquitismo e a osteomalácia.
- Em grande quantidade, é tóxica.

Alimentos: leite, fígado, gema de ovo, salmão, sardinha, atum, luz solar.

Vitamina E

- É antioxidante.
- Protege as células vermelhas do sangue.
- Tem ligação com as plaquetas e a pressão sanguínea.

Alimentos: óleo vegetal, gordura do leite, germe de trigo, vegetais de folhas verdes, nozes, gema de ovo.

Vitamina K

- Auxilia a produção de protombina.
- Em grandes quantidades, é tóxica.

Alimentos: fígado, tomate, couve-flor, óleos vegetais, vegetais de folhas verdes e grão de trigo.

IMPORTANTE

O ferro é encontrado em carnes, fígado, gema de ovo, legumes, camarão, ostras, vegetais de folhas verdes (espinafre, rúcula) e grãos integrais.

Como e onde comprar os alimentos

- Procure nas prateleiras os produtos sem agrotóxicos. Hoje existem feiras livres em algumas cidades que vendem só produtos cultivados sem agrotóxicos, em que se usam medicamentos homeopáticos no cultivo. Esses produtos são um pouco mais caros, mas valem a pena.
- Na hora de comprar frango, procure os tratados sem antibióticos. Eles já são vendidos normalmente em vários lugares.
- As carnes devem ser bem escolhidas e, de preferência, compradas em lugares que tenham bom controle dos fornecedores.
- Invista na qualidade dos alimentos oferecidos ao seu bebê, mantendo cuidado especial na preparação – começando por hábitos regulares de lavagem, principalmente dos alimentos que não possuem cascas, como as folhas (espinafre, couve etc.). Pequenos cuidados diários são a garantia de bebês saudáveis e felizes.

A higiene das mamadeiras

As mamadeiras – não só o recipiente, mas também o bico, os discos, as tampas e os anéis – devem ser lavadas com água corrente e detergente líquido neutro. Essa lavagem deve ser feita à mão, com escovas apropriadas para alcançar o fundo da mamadeira e o interior dos bicos.

Depois dessa etapa, é necessário esterilizá-las. Isso pode ser feito em uma panela grande, que será levada ao fogo com água, as mamadeiras e os outros itens, até que a água ferva completamente. Essa panela deve ser separada das demais e usada somente para essa finalidade.

Podemos usar também a máquina de lavar louça, regulando a temperatura da água no nível máximo, ou um sistema que pode ser levado ao micro-ondas, já existente em lojas de artigos para bebês. Não esqueça: antes da esterilização, é muito importante que tenha sido realizada uma boa lavagem manual, pois o leite é propício à proliferação de bactérias. Portanto, todos esses cuidados são essenciais.

Como ensinar a dormir ⑫

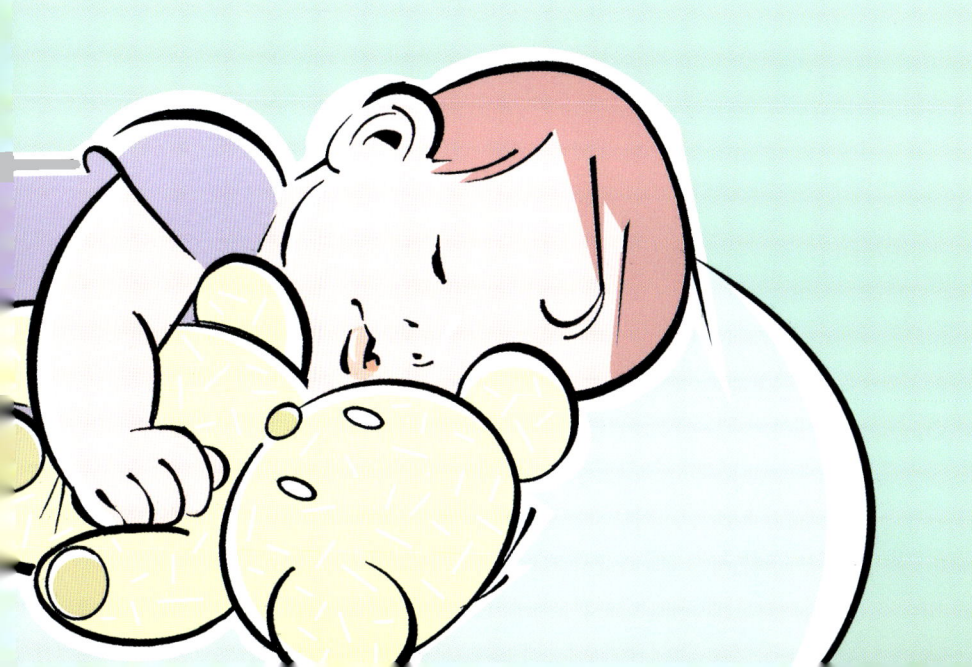

Outro ritmo

Até os 2 meses, o ritmo biológico da criança é muito diferente do ritmo dos adultos. Isso acontece porque ela não reconhece a divisão das 24 horas em dia (atividade) e noite (sono) – o tal do relógio biológico. O ritmo nasce em consequência do funcionamento interno de cada um. A temperatura do corpo e a liberação de hormônios, por exemplo, são fatores relacionados às atividades diurnas ou ao descanso noturno. Mas dá para começar a treinar os pequenos, e aos poucos eles começam a entrar na rotina normal: dormir à noite – de preferência, a noite inteira!

"Queremos dormir!"

Esta é uma queixa comum. E os pais mais experientes não são muito animadores quando o assunto é: "dormir bem".

No entanto, tenha paciência. Os dois primeiros meses são mais complicados, mas depois desse período os pequenos vão se adaptando e vão deixar os pais dormirem mais um pouquinho!

Divida com seu companheiro ou com alguém que more em sua casa os períodos de vigília. Mas na hora de mamar não tem jeito – só você pode assumir esse papel!

> **DICA**
>
> ### Ensinando seu filho a dormir
>
> No início, tudo parece completamente fora de ordem – seu bebê reclama e não deixa vocês descansarem um só instante, a menos que vocês sejam um daqueles casais sortudos como um que conheço, cujo filho dorme a noite toda e só acorda às seis da manhã. Mas geralmente não é assim. Costumamos dançar conforme a música, o que siginifica, muitas vezes, noites e noites perdidas. Costumamos dizer que isso logo passa, que na realidade o bebê está sentindo falta do ventre materno – o que, em parte, deve ser verdade, pois tudo é novo para ele.
>
> Depois vêm as cólicas, que muitas vezes não deixam os bebês dormirem. Seguimos à risca todas as indicações capazes de contornar o problema, que costuma piorar de madrugada. Então acreditamos fervorosamente que aos 3 meses elas irão passar.
>
> E é claro que não podemos nos esquecer dos dentinhos, que já vão começar a nascer, trazendo com eles mais choros noturnos e longas horas tentando fazer o mais novo membro da família deixar os demais descansarem.
>
> Passado o encantamento dos primeiros dias e meses, não aguentamos mais as noites maldormidas. Pior ainda é quando aquele casal amigo comenta que seus filhos eram muito calmos, que bastava colocá-los no bercinho e eles dormiam... Imagine a nossa cara de desespero! E a nós, aflitos e cansados, resta esperar que alguma coisa aconteça para que uma bela noite, afinal, consigamos dormir.

O que a falta de sono pode provocar em seu bebê...

- Irritabilidade.
- Sensibilidade excessiva.
- Mau humor.
- Dependência dos pais ou de quem cuida dele.
- Falta de atenção.

... e de que modo afeta os pais

- Insegurança.
- Acusações mútuas de excesso de zelo.
- Cansaço físico e mental.
- Distanciamento entre o casal.
- Sentimentos de culpa ("O que fiz de errado?").

Descartada pelo pediatra uma patologia que possa causar esses transtornos noturnos que chegam a perturbar o sono, como refluxo, cólicas intensas, doenças respiratórias ou outras, e se em seis meses o bebê não conseguiu ainda passar uma noite tranquila, talvez acordando um pouco e logo dormindo, provavelmente ele deve estar precisando de algumas mudanças em sua rotina.

Muitas vezes, nós, adultos, transmitimos alguns hábitos incorretos. Na maioria das vezes (92% dos casos), a criança desperta e tem dificuldade de voltar a dormir por falta de experiência dos pais em lidar com essa situação. Fatores psicológicos que atrapalham seu sono (independentemente do comportamento dos pais) são menos frequentes (8% dos casos).

Quando a criança acorda, em geral a mãe tende a oferecer o peito ou a mamadeira, o que, em alguns casos, resolve momentaneamente. Mas logo o bebê volta a chorar, e, então, tenta-se tudo para fazê-lo dormir – cantar, ninar, andar com ele no colo etc. Todavia, nem sempre isso funciona.

Ele pode ter insônia infantil, sabia?

Insônia infantil é a informação errada do hábito do sono.

O que fazer?

Lembre-se de que somos nós, os pais, que passamos para os filhos as "regras" do sono. Assim:

- Mostre-se seguro do que está fazendo.
- Crie uma rotina de horários e coisas a fazer.
- Dê-lhe um banho morno gostoso.
- Coloque nele uma roupinha aconchegante.
- Cuide para que seu bebê esteja realmente confortável.
- Escolha fraldas confortáveis, especiais para a noite.
- Procure ficar junto dele após esse ritual, conversando ou lendo historinhas.
- Presenteie-o com um amiguinho especial – um ursinho ou bonecos – que possa ser para ele seu companheiro de sono.
- O mais importante é estar presente. No início, ele irá para o berço choramingando e querendo os elementos a que estava acostumado, mas logo vai se habituar a ir sem protestar tanto.
- Mostre com calma e sem pegá-lo no colo que mamãe e papai estão por perto, que vocês o amam e irão ensiná-lo a dormir no seu bercinho. Mesmo que ele não entenda, o tom amoroso e seguro da sua voz é importante para ele nesse momento.

No começo não será fácil. Com certeza ele irá chorar, espernear ou até vomitar. Não ceda. Mostre-se presente, calma e confiante. Após uma semana de cansaço e insistência, você verá que vale a pena todo esse ritual e choro. Pense que você fará isso para o bem do seu filho, por sua saúde física e mental.

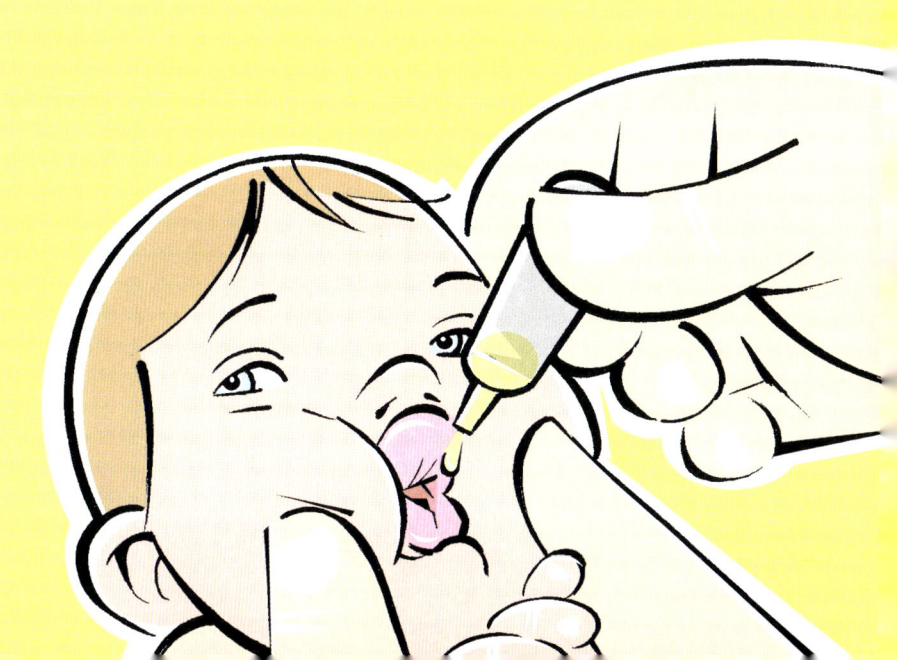

Vacinação ⑬

A vacina estimula o corpo da criança a produzir anticorpos para combater as infecções. Apesar de não trazer riscos, a imunização pode gerar algumas reações, como febre, caroço no local da injeção, inchaço, entre outras. Ainda assim, estes são mal-estares passageiros, que valem para proteger seu filho de problemas maiores com doenças como sarampo, meningite, catapora, entre outras. Confira a tabela de vacinação e verifique se seu bebê está em dia com o calendário.

Tabela de vacinação

Na maternidade	BCG*, Hepatite B*
2 meses	DPT*, Pólio*, Hemófilos B**, Hepatite B (2ª dose)
4 meses	DPT, Pólio, Hemófilos B
6 meses	DPT, Pólio, Hemófilos B
7 meses	Hepatite B (3ª dose)
9 meses	Teste PPD (Mantoux)***, Sarampo*
12 meses	Varicela***, Hepatite A***, Sarampo / Caxumba / Rubéola*

Tabela de vacinação (cont.)

16 meses	Hepatite A (2ª dose)
18 meses	DPT, Pólio, Hemófilos B
21 meses	Hepatite A (3ª dose)
3 e 4 anos	Pólio
5 anos	DPT, Pólio, Hepatite B (reforço), Sarampo / Caxumba / Rubéola (reforço)
10 anos	DT adulto*

* Vacinação oficial obrigatória, disponível gratuitamente nos postos de saúde.
** Vacinas complementares recomendadas pela Sociedade Brasileira de Pediatria.
*** Vacinas recomendadas pela Sociedade Brasileira de Pediatria.

- **BCG:** imuniza contra o bacilo responsável pela tuberculose, doença que normalmente ataca os pulmões, mas que também pode chegar às meninges, aos ossos, aos rins etc.
- **Hepatite A:** imuniza contra a doença de mesmo nome, que compromete as funções do fígado. Os primeiros sinais da doença são pele amarelada, urina escura e fezes esbranquiçadas. Crianças pequenas manifestam sua presença com diarreia.
- **Hepatite B:** imuniza contra a doença de mesmo nome, que entra no corpo sem que se perceba e causa sérios danos ao fígado, como a cirrose. Só é detectada por meio de exames de laboratório.
- **DPT:** trata-se da conhecida vacina tríplice, que imuniza contra difteria (causa espasmo da glote, fechando a garganta), pertússis (bactéria causadora da coqueluche) e tétano (que ataca a musculatura e pode matar).
- **Pólio:** imuniza contra a poliomielite (a chamada paralisia infantil).
- **Hemófilos B:** imuniza contra uma bactéria que provoca otites, amigdalites e meningite.
- **Mantoux:** é o teste que determina a eficácia da BCG.

- **Sarampo:** apesar de vacinada, a criança pode contrair a doença, porém de forma atenuada.
- **Varicela:** é a chamada catapora. A doença pode aparecer, mas de forma atenuada.
- **Caxumba:** reduz as chances de inflamação das glândulas localizadas sob as mandíbulas.
- **Rubéola:** essa vacina é aplicada, apesar de a rubéola não exigir cuidados na infância.
- **DT:** é a chamada dupla viral e tem o objetivo de reforçar a imunização contra difteria e tétano.

Possíveis reações

- As vacinas contra hepatite B e tuberculose (BCG) não costumam causar nenhum tipo de reação imediata. Porém trinta dias depois de aplicada, a BCG pode provocar sinais cutâneos.
- A vacina tríplice (DPT), cuja primeira dose é aplicada aos 2 meses de idade, costuma causar febre até 36 horas após a aplicação, além de dor no local. Por isso, cuidado para não pressioná-lo. Os médicos normalmente recomendam analgésicos para aliviar os sintomas.
- A vacina contra a pólio é inofensiva para o bebê, mas lembre-se de que ele deverá ficar em jejum uma hora antes e uma depois de tomá-la!
- A vacina contra o sarampo costuma apresentar reação entre cinco e quinze dias após a aplicação. Por causa da febre, dos sintomas semelhantes aos da gripe ou até de pequenas marcas na pele, muitos pais tendem a achar que o bebê está com outra doença. Portanto, anote o dia exato em que seu filho tomou essa vacina.

De qualquer forma, em caso de dúvida, consulte o pediatra. Só ele poderá orientá-la quanto à conduta a ser tomada.

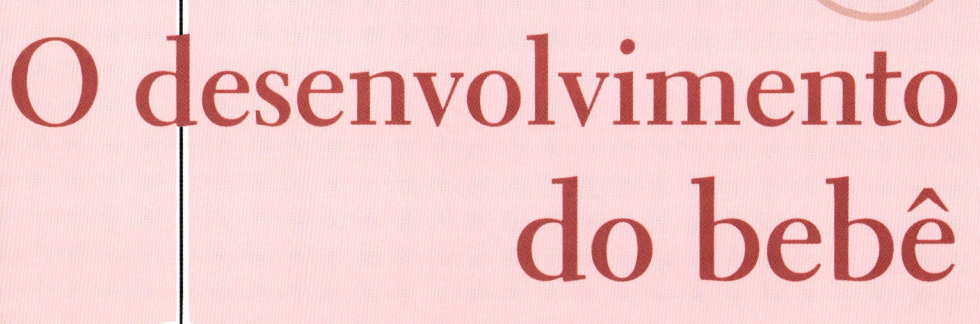

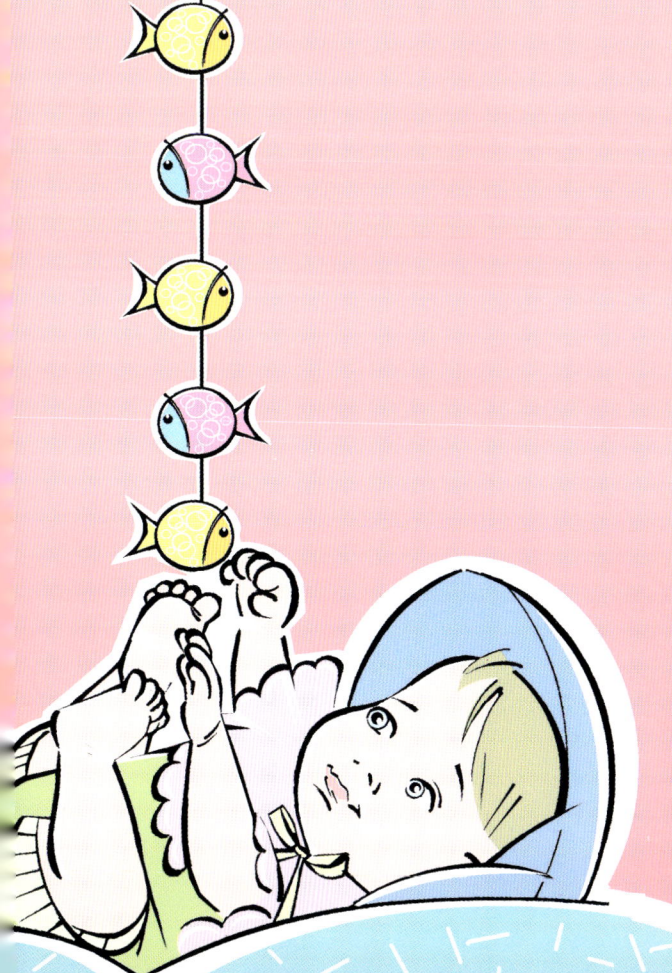

őe
O desenvolvimento do bebê

Desenvolvimento físico e psíquico de 0 a 1 ano

Primeira semana

Ao nascer, provavelmente seu bebê pesará algo entre 3,100 e 3,600 kg. E provavelmente medirá entre 45-55 centímetros de altura. Se ele nasceu um pouco amarelado, não se preocupe. A icterícia é uma condição comum entre os recém-nascidos e ocorre em mais de 25% dos bebês saudáveis. É causada por um pigmento amarelo chamado bilirrubina, transportado no sangue e depositado na pele, nas membranas mucosas e no branco dos olhos.

Um tipo de movimento comum logo após o nascimento é o reflexo de Moro. Os braços são arremessados para fora, mas são rapidamente recolhidos para perto do peito. Esses e outros movimentos espontâneos semelhantes tendem a diminuir gradualmente nos dois primeiros meses.

Nos primeiros dias, contudo, o sistema nervoso instável às vezes determina um círculo vicioso: o choro pode fazer com que a criança se sobressalte, e, por sua vez, o sobressalto faz com que ela chore. Muitas vezes, a única maneira de você poder romper a cadeia é pegar firmemente uma parte do corpo do bebê – um braço ou uma perna, por exemplo – para acalmá-lo.

O hábito de ligar o punho à boca é praticamente universal entre os recém-nascidos. Quando eles chupam o dedo, é possível que o polegar tenha encontrado o caminho até a boca por acidente. Mas o fato de o bebê chupar o punho inteiro ou os dedos é comum. Você pode, no começo, precisar estimular o reflexo de sugar, tocando-lhe suavemente o céu da boca. O olfato do recém-nascido provavelmente está bem desenvolvido para que ele reconheça sua fonte de alimento (a mãe) pelo cheiro.

Nessa fase, o bebê só enxerga bem a uma distância entre 20 e 25 centímetros, o que explica seu interesse precoce pelo rosto da mãe. Mas quando você se afasta, os olhos dele podem vagar, dando-lhe uma aparência estrábica. Não se preocupe com isso. À medida que os músculos dos olhos amadurecem, o foco ficará normal.

Evolução física

- O corpo inteiro responde a alterações bruscas.
- Os movimentos dos braços, das pernas e das mãos são controlados basicamente pelos reflexos.
- O bebê dorme e acorda continuamente.
- A cabeça cai para a frente ou para trás sempre que o bebê é colocado sentado.
- O ato de engolir é controlado por reflexo.
- O bebê dorme cerca de 80% do dia, geralmente em oito descansos diários.
- Os intestinos funcionam frequente e esporadicamente.
- O bebê precisa ser alimentado de sete a oito vezes por dia.

Evolução social

- A criança demonstra agitação e aflição.
- Parece responder positivamente ao som suave da voz humana.

Fica alerta e tenta se concentrar no rosto ou na voz.

Evolução sensorial/motora

- O bebê pisca sob luz brilhante.
- Focaliza a visão a cerca de 20 a 25 centímetros de distância.
- Os olhos tendem a mover-se de forma irregular.
- É sensível à direção do som.
- Permanece com os punhos fechados grande parte do tempo.
- Distingue o volume e o ritmo do som; tende a preferir as vozes agudas.
- Aquieta-se quando o pegam no colo ou em resposta a qualquer pressão firme e estável.
- Para de sugar para olhar alguma coisa.
- Fecha-se para estímulos perturbadores, caindo no sono.

Primeiro mês

Evolução física

- A criança empurra os braços e as pernas ao brincar.
- Sobressalta-se espontaneamente (reflexo de Moro).
- Geralmente mantém os punhos fechados ou ligeiramente abertos.
- Rola parcialmente de costas para o lado. Consegue manter a cabeça alinhada às costas quando colocada para sentar.
- Os movimentos dos braços, das pernas e das mãos são controlados basicamente pelos reflexos.

Evolução social

- O bebê faz contato com os olhos.

- Os olhos se fixam no rosto da mãe em resposta ao sorriso dela, se não estiver longe demais.
- Ajusta a postura ao corpo da pessoa que o está segurando; procura agarrar-se à pessoa.
- Aquieta-se ao olhar para o rosto das pessoas. Indica resposta à voz humana.

Evolução sensorial/motora

- O bebê fixa os olhos nos objetos, mas ainda não procura alcançá-los.
- Coordena os olhos para os lados quando observa luz ou objeto.
- Consegue pegar um chocalho ou outro objeto, mas deixa-o cair facilmente.
- Procura o peito (mesmo que não esteja sendo amamentado dessa forma).

Evolução intelectual

- A criança permanece alerta por volta de uma em cada dez horas.
- Tem expressão vaga e insensível durante a maior parte do tempo em que está acordada.
- Lembra-se do objeto que reaparece em alguns segundos.
- Chora pedindo ajuda.
- Fica quieta ao ser pega no colo ou ao ver rostos.

Segundo mês

Durante o segundo mês, seu bebê ficará cada vez mais adaptado ao ambiente. E você estará começando a se adaptar a esse novo membro da família e a entender seu temperamento geral. Por volta da oitava ou nona semana, você perceberá que ocorreram importantes mudanças desde seu nascimento.

As rotinas de alimentação e sono já devem estar basicamente bem estabelecidas agora, mas você ainda pode contar com alguns dias fora do esquema; portanto, mantenha seu horário flexível. O bebê passará cada vez mais tempo acordado e alerta. Diferenças de comportamento começarão a surgir: um bebê pode comer devagar enquanto outro pode atacar o peito ou a mamadeira em um ritmo rápido. Um pode ficar satisfeito em passar grande parte do tempo acordado deitado no berço; outro quer estar fora, onde haja movimento. Contudo, provavelmente, o mais importante para os novos pais é que quase todos os bebês agora são capazes de expressar prazer, quando antes só conseguiam expressar desconforto.

No final desse mês, um bebê normal pesará cerca de 5,200kg e medirá em torno de 60 centímetros de comprimento.

À medida que o sistema nervoso do seu bebê continua a se desenvolver, todos os seus movimentos tornam-se gradualmente menos desajeitados. Ele começa a perder os reflexos de recém-nascido conforme adquire controle mais voluntário do seu corpo. Seus movimentos ainda não estão muito coordenados, e grande parte dos chutes e golpes com os braços parece sem propósito – mas, na realidade, esta é a maneira pela qual o bebê exercita os músculos, preparando-se para as muitas realizações que estão por vir.

A cabeça dele ainda é vacilante, porém os músculos do pescoço estão passando a ter controle. Perto do final do segundo mês, o bebê provavelmente conseguirá levantar a cabeça enquanto está deitado de barriga para baixo, o que constitui uma façanha!

Alguns começam a apreciar a hora do banho e fazem a maior molhadeira. Prepare-se!

Com o início de nova atividade motora, você tem que estar ciente do perigo de o bebê cair. Uma queda pode acontecer quando você menos esperar; portanto, não subestime as capacidades do seu bebê.

Exatamente quando você achar que está se transformando em um zumbi, o bebê provavelmente estará dormindo a noite toda. Ele dormirá cerca de 7 horas por volta da quinta semana, embora talvez não durma tanto se não tiver atingido o peso de 5kg e superado os problemas disgestivos iniciais, as incômodas cólicas. No final do mês, é possível que ele durma um pouco mais. Ele ainda precisa de alimentação às 10 ou 11 horas da noite, contudo no mês seguinte essa refeição poderá ser eliminada.

Os olhos do seu bebê agora podem acompanhar facilmente um objeto em movimento, primeiro de lado a lado, em seguida de cima para baixo e, um pouco mais tarde, seguindo um padrão circular. Seus olhos já podem mudar de foco, ajustando-se a uma distância de 15-30 centímetros.

O estímulo sensorial é importante, mas de maneira nenhuma pode substituir a interação humana. Ainda que bem equipado, o berço não é o local para o bebê ficar durante todas as horas em que estiver acordado. Ele precisa conhecer o restante da casa, e, considerando que é um animal social, às vezes ele simplesmente quer companhia.

Como você já deve ter observado, o pai representa um tipo diferente de estimulação. Brincar juntos é especialmente compensador para ambos e ajuda a estabelecer o início de um bom relacionamento.

A crosta láctea (nome popular da dermatite seborreica) pode aparecer na sexta semana. Em geral, é mais grave ao longo da área da moleira, provavelmente por causa da relutância dos pais em lavar aquela área vigorosamente. (Lavar não machuca; a moleira está protegida por um revestimento duro, quase como uma lona.) Entretanto, na verdade, a crosta láctea não tem muito a ver com limpeza; é simplesmente algo que surge em alguns bebês. E não machuca ou coça. Para fazer a limpeza, passe óleo de amêndoas e deixe as crostinhas amolecerem por algum tempo. Depois tente removê-las delicadamente no banho.

Agora é com você, mamãe. Por alguns dias, você não sentirá nada além de cansaço. E, se você for como a maioria das novas mães, não conseguirá evitar se perguntar de vez em quando se todos os seus esforços valem a pena, pois seu bebê raramente parece responder.

A resposta a isso é um "sim" absoluto. Comparado a alguns meses adiante, seu bebê pode não estar demonstrando muita resposta física. Entretanto todas as suas horas acordado são gastas observando, ouvindo, absorvendo e aprendendo. Quando você o acaricia e alimenta, ele sente um tipo de satisfação profunda que influenciará – e muito! – o futuro dele.

Evolução física

- Os reflexos primários desaparecem à medida que as ações se tornam mais voluntárias.
- O bebê consegue manter a cabeça em um ângulo de 45° por alguns segundos.
- Quando está sentado, a cabeça permanece praticamente ereta, mas ainda é vacilante.
- Ele segura um objeto por alguns momentos ou por mais tempo.
- O tônus muscular está melhorando.

Evolução social

- O bebê consegue aquietar-se sugando o dedo ou a chupeta.
- Responde à presença de pessoas com agitação.
- Aquieta-se ao ser pego no colo ou com a voz ou o rosto da pessoa.
- Fica acordado mais tempo se as pessoas interagirem com ele.
- Observa a pessoa atenta e diretamente.
- Prefere visualmente a pessoa ao objeto.
- Começa a gostar do banho.

Evolução sensorial/motora

- A criança olha vagamente para os arredores. Coordena

os olhos em movimentos circulares ao observar uma luz ou um objeto.
- Acompanha visualmente, desde o canto externo do olho, qualquer objeto ou pessoa que entre no seu campo de visão, da cintura para cima.
- A vocalização provavelmente responde mais a estímulos internos do que ao ambiente externo.
- Movimenta braços e pernas em ciclos, suavemente.
- Pode bater nos objetos.

Evolução intelectual

- O bebê torna-se mais agitado quando vê objetos coloridos.
- Identifica bem a voz das pessoas, os gestos e o tamanho dos objetos.
- Começa a perceber os movimentos das próprias mãos.
- Procura os sons e suga ao ver o peito.

Terceiro mês

Seu bebê indica necessidades e preferências distintas. Está aprendendo a apreciar outros aspectos do ser humano, e manifesta suas preferências, em grande parte do tempo, por meio do sorriso. Ele está interessado no rosto humano, em especial na área localizada entre a ponta do nariz e a linha do cabelo.

A cabeça dele está muito menos cambaleante; com ajuda, ele pode manter-se meio sentado. Deitado de barriga para baixo, consegue levantar um pouco o peito. Quando você o coloca de pé, as pernas permanecem dobradas, mas a cabeça fica ereta por um curto período de tempo.

O bebê já consegue levantar os braços dos lados e unir as mãos no centro do corpo. Coordena o complexo olhar/pegar/chupar – ou tenta experimentar tudo o que consegue ter nas mãos. No final do mês, já dorme cerca de 10 horas por noite, embora possa eventualmente acordar por curtos períodos. Ele pode irritar-se, talvez chorando um pouco, ou apenas fazer ruídos, e chupar os dedos. Esses períodos semialertas ocorrem naturalmente ao longo de todo o ciclo de sono.

Seu bebê também passa a acordar menos vezes por dia, desde que você não o incentive a despertar toda hora, correndo até ele para assegurar que tudo está bem. Isso apenas o estimula a só voltar a dormir quando o pai ou a mãe vierem confortá-lo. Sem você, ele encontrará as próprias formas de pegar no sono.

Não é incomum que um bebê dessa idade chore sozinho para dormir. Fazer isso parece livrá-lo das tensões e permite que faça a transição entre a vigília e o sono.

O reflexo tônico do pescoço, que manteve o pescoço do bebê virado para um lado a maior parte do tempo, quase desapareceu. Por volta do final do mês, ele já poderá virar a cabeça tanto para a esquerda quanto para a direita.

Estímulos sensoriais de todos os tipos estão se tornando cada vez mais importantes para ele; afinal, este é o caminho para ele aprender sobre o seu mundo. Quando está acordado, na maior parte do tempo ele não fica mais satisfeito apenas com o aconchego. Quer que você converse com ele, brinque e lhe mostre novas coisas. Protesta com mais veemência ao ser deixado sozinho por muito tempo.

A cor está se tornando parte importante da visão do bebê. Ele consegue diferenciar entre matizes intensos e continua a preferi-los; para ele, os tons pastel tendem a fundir-se em turvamento. Brinquedos vermelhos, azuis e verdes e roupas de uma variedade de tons vivos e desenhos interessantes oferecem abundância de elementos para ele examinar.

O bebê vocaliza mais nesta fase. O som de vozes ou de música não só o aquieta quando está agitado como também o leva a experimentar uma resposta. Ele também está aprendendo um truque: consegue soprar bolhas com a saliva.

As mãos estão se tornando um ponto focal nas horas em que ele está acordado. Ele passa grande parte do tempo observando os movimentos das próprias mãos e dedos.

Quase todos os dias você pode notar a fascinação com que ele descobre novos objetos. Vez ou outra você vai querer decifrar por que ele parece preferir alguns brinquedos aos que você acha que são mais interessantes.

Seu bebê responde com ruídos variados quando conversam com ele e espera que as pessoas façam o mesmo. Por volta do final do mês, ele mantém alegremente uma conversação de "uhs" e "ahs" por até vinte minutos.

Evolução física

- Quando virado de barriga para baixo, o bebê mantém o peito levantado e a cabeça ereta por cerca de dez segundos.
- Apoia-se nos cotovelos enquanto está de bruços.
- Consegue sentar-se com apoio.
- A expressão facial, o tônus corporal e a vocalização aumentam.
- Quando o pegam no colo, levanta o corpo de maneira compacta.

Evolução social

- O bebê começa a reconhecer e a diferenciar os membros da família.
- Sorri fácil e espontaneamente.
- O choro diminui.
- Gorgoleja e arrulha em resposta aos sons.
- Reage diferentemente à presença dos pais; tenta atrair a atenção quando um deles está por perto.

Evolução sensorial/motora

- O reflexo de pegar está desaparecendo; as mãos são mantidas geralmente abertas.
- O bebê acompanha em movimento lento, com os olhos e a cabeça, de um lado ao outro do corpo, um objeto em movimento.

O desenvolvimento do bebê

- Procura visualmente a fonte do som, virando a cabeça e o pescoço.
- Pode segurar e agitar voluntariamente um brinquedo.

Evolução intelectual

- A criança começa a demonstrar memória. Aguarda por uma recompensa esperada, como, por exemplo, ser alimentado.
- Explora o próprio rosto, os olhos e a boca com as mãos.
- Para de sugar para ouvir.
- Distingue sons de fala de outros sons.

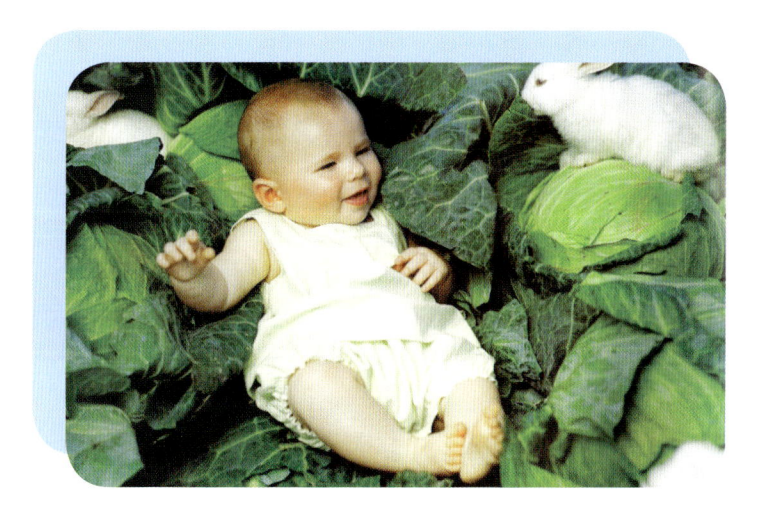

Quarto mês

Seu bebê não é mais considerado recém-nascido, e sua aparência está sofrendo algumas mudanças. A moleira da nuca já deve ter fechado, embora a da frente ainda permaneça aberta até os 18 meses ou mais. O cabelo provavelmente começa a mudar, tanto na cor quanto na textura. Embora você possa não ter observado, durante as últimas semanas, o cabelo que ele tinha ao nascer está sendo substituído por um cabelo novo e permanente. Esse processo continuará por um mês ou dois.

A cor dos olhos também pode ter mudado. Os olhos azuis que muitos têm ao nascer podem começar a escurecer agora. Se os olhos dele ainda forem azuis quando ele estiver com 6 meses, você pode ter absoluta certeza de que ficarão dessa cor.

No final desse mês, o bebê já tem pleno controle dos movimentos da cabeça. Pode mantê-la estável e, quando estiver deitado de bruços, levantá-la e mantê-la em um ângulo de 90°. Ele consegue virá-la em todas as direções (exceto para trás, naturalmente) e movimentá-la em todos os sentidos. Também consegue levantá-la quando deitado de costas. Pressionando o queixo no peito, consegue olhar para os pés.

Os músculos do tronco tornam-se muito mais fortes durante esse mês e nos dois meses seguintes. Sua habilidade de pegar aumentou, e ele está mais flexível. Quando deitado de bruços, consegue sustentar o peso da cabeça e do peito em um braço.

O bebê adora chutar. Segura as pernas para cima, flexiona e "pedala" no ar. Lentamente, nos meses que virão, as pernas desenvolverão a força de sustentar o corpo inteiro. Se você o segurar verticalmente, com os pés no chão, ele poderá até mesmo "ficar de pé".

Em algum momento durante esse mês, seu pediatra pode aconselhá-la a começar a introduzir alimentos sólidos no cardápio do bebê. É importante que você siga suas instruções. Deve-se introduzir apenas um novo item por vez, e isso deve ser feito lentamente. Por quê? Dá à criança a oportunidade de se familiarizar com cada novo sabor, e a você e ao médico a chance de observar eventuais reações alérgicas.

Em geral, a partir do quarto mês, o bebê começa a babar. Às vezes a baba é tão intensa que o rosto e o pescoço dele ficam constantemente molhados.

A baba muitas vezes é atribuída ao nascimento dos dentes, já que em alguns bebês eles podem começar a nascer cedo, mas a associação não é muito clara, pois geralmente o primeiro dente não aparece até pelo menos os 6 meses de idade.

Agora seu bebê já dorme entre 10 e 11 horas por noite e tira duas ou três sonecas durante o dia. Para ajudá-lo a ter um sono tranquilo e revigorante, coloque-o na cama aos primeiros sinais de fadiga.

Por volta do final do mês, ele já enxerga cores, focaliza bem e a diferentes distâncias. Consegue classificar o que está olhando, pegar objetos e tocar pessoas. Os movimentos dos olhos são menos errantes e podem seguir facilmente o movimento de um objeto ou uma pessoa.

Os balbucios estão se transformando em risinhos, murmúrios, guinchos e gritos. É provável que ele ria alto se lhe fizerem cócegas. Esta "resposta às cócegas" não estava presente antes e poderá ser um sinal de desenvolvimento social. O sorriso dele amadureceu desde o último mês. Agora ele exibe genuíno prazer ao ver os membros da família e alguém que conheça e de quem goste.

Nesse ínterim, você terá que reunir toda a paciência que puder encontrar. Brinque com ele regularmente e mostre seu amor. Você e todas as pessoas próximas a ele constituem parte integrante do seu desenvolvimento.

Evolução física

- O bebê consegue rolar para ficar de bruços ou de costas.
- Consegue virar a cabeça em todas as direções quando sentado ou deitado.
- Consegue fazer movimentos de natação e movimentar-se no berço.
- Consegue focalizar os olhos a diferentes distâncias.
- Mantém a cabeça firme e ereta por um curto período de tempo.

Evolução social

- A criança ri enquanto está sociabilizando; chora se a brincadeira é interrompida.
- Interessa-se pela imagem no espelho e sorri para ela.
- Tenta se acalmar.

- Ri quando lhe fazem cócegas.
- Adapta as respostas às pessoas.
- É acalmada pela música.
- Pode interromper as refeições com brincadeiras.

Evolução sensorial/motora

- O bebê pode estar pronto para começar a ingerir alimentos sólidos.
- Puxa objetos pendentes para si mesmo e os leva à boca.
- Olha fixamente para o lugar de onde o objeto caiu.
- Espirra água e chuta durante o banho.
- Demonstra interesse em cheiros e pode distingui-los.
- Consegue segurar pequenos objetos entre os dedos indicador e médio.

Evolução intelectual

- O bebê tem períodos de resposta de uma hora ou mais.
- Tem período de memória de cinco a sete segundos.
- Sorri e vocaliza mais para um rosto real do que para uma imagem.
- Está interessado em emitir novos sons e imita vários tons.

Quinto mês

Por volta do final deste mês, seu bebê estará pesando mais ou menos o dobro do que pesava ao nascer. A partir de agora até o final do primeiro ano, ele ganhará a metade do peso que ganhava antes em um mês – cerca de 500 gramas por mês. O ganho de peso poderá ser um tanto irregular.

Com o ganho de peso, o bebê tem uma flexibilidade e curiosidade recém-reveladas. Você pode pegá-lo fazendo um "avião": deitado de bruços, ele estica os braços e as pernas, ergue a cabeça e dobra as costas. Este é um excelente exercício para o fortalecimento dos músculos das costas e do pescoço. Em torno do final do mês, um bebê de bruços pode ser capaz de levar uma perna até embaixo da barriga, e um bebê muito ativo pode deslocar-se lentamente no berço deitado de barriga para baixo, chutando com ambas as pernas.

Agora seu bebê pode rolar facilmente de costas para a posição de bruços ou de bruços para a posição de costas; é quase certo que ele realize outros movimentos ao longo das próximas semanas, embora possa ficar frustrado enquanto aprende a fazê-los. Você poderá ajudar um pouco, mostrando-lhe como fazer uma volta completa.

A vida do bebê é agitada agora. Ele passa boa parte do tempo praticando suas mais recentes habilidades motoras, "conversando", ouvindo e explorando tudo o que estiver ao seu alcance.

Durante esse período, você observará que ele precisa chupar mais. Isso pode ocorrer parcialmente porque, com a introdução dos sólidos, o bebê passa menos tempo no peito ou na mamadeira. Com o ato de chupar, ele também pode estar se esforçando para se acalmar depois das frustrações de tentar rolar e se arrastar. Há uma nova variação ao sugar neste mês: alguns bebês não só chupam os dedos das mãos como também os dos pés!

Os olhos se dirigem para as mãos agora. Ele pode transferir coisas de uma mão para a outra ou pegá-las com ambas de uma vez. Continua a colocar as coisas na boca como parte de suas explorações, mas com uma diferença: está começando a mastigar tudo.

Quando angustiado, ele pode se esticar, empurrar, beliscar ou arranhar. (Os motivos científicos para isso ainda não estão claros, mas realmente sabemos que, mesmo quando adultos, a dor autoinfligida parece superar aquela que não se pode controlar, tornando-a um tanto mais fácil de suportar.)

Sociabilizar-se está se tornando rapidamente mais divertido para o bebê e para a sua plateia. Agora ele solta gritos estridentes, resmunga, cospe, estala os lábios e a língua e sopra.

Um dos truques favoritos é a tosse fingida. Ele imita muitas outras expressões e gestos também. Suas conversas estão assumindo inflexões e entonações presentes na fala que ele está ouvindo. Muitas de suas "frases" terminam com uma nota alta, como se ele estivesse fazendo uma pergunta.

Agora o bebê está colocando consoantes e vogais juntas com mais frequência. *Da* é uma combinação favorita. Ocasionalmente ela é dita duas vezes, como *da-da*, para grande deleite de todos. A resposta emocionada da mãe ajuda a reforçar o comportamento, e ele tenderá a repetir *da* mais frequentemente do que outras combinações de som.

O bebê ouve com mais atenção agora. Responde a uma maior variedade de estímulos auditivos, todavia a voz humana sempre merece maior atenção. Ele realmente consegue captar sua voz entre as demais. Gosta de ouvir versos rítmicos, incluindo rimas infantis. Converse com ele com frequência. Diga-lhe o nome das coisas corriqueiras e use sempre frases curtas e simples.

No mês seguinte ou um pouco mais adiante, as primeiras indicações de "ansiedade em relação aos estranhos" poderão começar a surgir. O bebê reage repentinamente com hesitação àqueles que estão distantes do seu dia a dia e pode estudar com cuidado qualquer "estranho" que se aproximar. É difícil explicar aos avós que são vistos raramente por que o bebê os relegou à categoria de "estranhos".

Evolução física

- Quando sentado, o bebê balança a cabeça estavelmente e a mantém ereta.
- Pode locomover-se balançando, rolando e retorcendo-se; e, de costas, chutando uma superfície plana.
- Coloca os pés na boca e chupa os dedos.

Evolução social

- A criança sorri ou vocaliza para fazer contato social e ganhar atenção.

- Expressa protesto; resiste a um adulto que tenta pegar um brinquedo.
- Conhece os pais e os irmãos; pode ressentir-se perante estranhos, em especial mulheres.
- Imita expressões faciais.
- Gosta de brincar na hora das refeições.

Evolução sensorial/motora

- O bebê consegue segurar objetos com mais firmeza; levanta a mão perto do objeto; fecha-a gradualmente e apanha os objetos.
- Mira bem ao tentar alcançar algo.
- Consegue pegar uma argola grande.
- Brinca com o chocalho colocado na mão.
- Consegue segurar a mamadeira com uma ou as duas mãos.

Evolução intelectual

- O bebê pronuncia sons de vogais e algumas consoantes (*d, b, l, m*).
- Consegue distinguir-se de outros diante do espelho.
- Olha ao redor em novas situações.
- Quer tocar, segurar, virar, sacudir objetos e colocá-los na boca.
- Inclina-se para procurar um objeto que caiu.
- Emite gritos agudos, resmunga e sopra.
- Imita sons e movimentos deliberadamente.

Sexto mês

O final deste mês marca o aniversário de meio ano do seu bebê. Agora ele está na metade de um dos períodos mais excitantes da infância. Quando as frustrações de aprender para se tornar móvel não o estão incomodando mais, ele está quase cronicamente de bom humor.

Mais ou menos neste período, os bebês demonstram consideráveis diferenças de comportamento. Cada qual tende a se concentrar temporariamente em uma área de desenvolvimento. Um se concentra em tentar engatinhar; outro se esforça mais nas habilidades vocais; outro ainda passa longas horas estudando os pequeninos detalhes dos brinquedos ou de outros objetos que consegue segurar.

Ao longo de todas as semanas e meses seguintes, o foco de atenção do bebê mudará de uma tarefa de aprendizado para outra. Eventualmente, a maior parte dos bebês "alcançará" os demais. Seu entusiasmo poderá torná-la impaciente, e você talvez notará certa competição com outros pais sobre qual das crianças está fazendo o que primeiro. Tente não ser apanhada por uma preocupação desnecessária; cedo ou tarde, todo bebê aprende a andar e falar. Quando seu bebê estiver pronto, ele se sentará, engatinhará e ficará de pé. Desfrute das suas realizações e aguarde as que estão por vir.

Neste mês, o bebê pode começar a arrastar-se (com o abdome ainda no chão), embora ainda não esteja pronto para engatinhar sobre as mãos e os joelhos (com o abdome afastado do chão). Ele pode ir para trás antes de ir para a frente.

Por volta do final do sexto mês, muitos bebês conseguem sentar-se sozinhos, mas geralmente precisam ser apoiados primeiro. Se o seu tende a cair de lado ou para a frente, ele ainda não está pronto.

Comer é fonte de alto interesse para o bebê, agora que ele consegue manipular alguns dos próprios alimentos. Ele não só quer saborear e cheirar, mas também apertar, esmigalhar, esmagar e lambuzar. Agora não é hora de se preocupar com limpeza. Esteja preparada para bagunças e deixe a limpeza para o final da refeição.

O bebê chacoalha quase tudo que pega e percebe que algumas coisas fazem barulho e outras não. Mais cedo ou mais tarde ele aprenderá que é o objeto que faz o ruído, mas nesse momento ele acredita que a mão dele é que o está fazendo.

Seu filho não pode acompanhá-la quando você sai da sala e não consegue se lembrar do seu rosto até que você reapareça. Mas agora ele está consciente da sua presença pelos sons que você emite em outras partes da casa. Ele vai tentar atrair sua atenção com frequência, seja vocalmente ou por outros meios – e espera que você responda.

Brincadeiras como esconde-esconde se tornam cada vez mais agradáveis para o bebê, muito embora ele ainda não esteja pronto para participar ativamente. Ele está, contudo, adquirindo um senso de segurança: as pessoas de quem gosta "desaparecem" e então retornam imediatamente, como se ele as tivesse induzido a isso.

Evolução física

- O bebê tenta engatinhar empurrando-se de barriga, com as pernas, e direcionando-se com os braços.
- Vira e gira em todas as direções.
- Pode conseguir sentar-se sozinho por curtos períodos, com apoio.

Evolução social

- A criança vocaliza para demonstrar prazer e desprazer; grita, emite grunhidos ou reclamações; arrulha e ri.
- Pode se sentir perturbada por estranhos.
- Sorri para a própria imagem no espelho.
- Arrulha ou cantarola – ou para de chorar – em resposta à música.
- Vira-se quando ouve o próprio nome.

Evolução sensorial/motora

- O bebê gosta de brincar com a comida.
- Manifesta algum interesse em se alimentar com os dedos.

- É capaz de manipular objetos e de segurar uma xícara pela alça.
- Ao rolar de costas para o lado, pode curvar-se quase até se sentar.
- Vira a cabeça livremente.
- Desenvolve fortes preferências em relação ao paladar.

Evolução intelectual

- O bebê tem alterações de humor súbitas e diferentes emoções. Humores básicos: prazer, queixa, birra.
- Inspeciona os objetos por longo tempo.
- Pode pronunciar vários sons de consoantes (*f, v, s, ch, z, m, n*).
- Gosta de olhar para objetos de cabeça para baixo e criar mudanças de perspectiva.
- Pode comparar dois objetos.

Sétimo mês

O terceiro trimestre do primeiro ano do bebê é um período emocionante de rápido crescimento. Naturalmente, seu bebê já realizou muitas coisas, no entanto esse período é quase tão movimentado quanto o primeiro semestre – uma fase de treinamento para tarefas ativas.

Durante os três meses seguintes ele se locomoverá cada vez mais. Chegará até você sem esperar que você vá até ele. Grandes marcos no desenvolvimento do raciocínio e da linguagem do bebê tornam-se prontamente evidentes, e ele desenvolve técnicas motoras e mentais que o levam à solução de problemas rudimentares.

O mundo dele está aumentando. Por volta do final desse mês, ele pode estar engatinhando ou se arrastando. Agora brinca muito sem brinquedos e tende a dar risadinhas. Grande parte da frustração que precedeu a fase em que ele estava se arrastando pode ter desaparecido, embora em alguns bebês ativos ela possa reaparecer rapidamente na forma de um esforço determinado para ficar de pé. Lembre-se de que a frustração é parte necessária do aprendizado.

Agora seu bebê provavelmente consegue sentar-se bem sem apoio. Pode até mesmo permanecer sentado por si só, mas a maioria dos bebês não consegue evitar cair durante o processo. A princípio, o pequeno usará as mãos como apoio para evitar tombar. Logo, no entanto, o equilíbrio aumentará sobremaneira e o bebê começará a combinar ficar sentado com outras atividades.

Nem todos os bebês seguem o mesmo processo. Alguns desenvolvem estilos alternativos de locomoção antes, depois ou em vez de engatinhar. Uma criança pode impulsionar-se de lado; outra pode desenvolver uma manobra de costas.

Grandes mudanças dos hábitos de sono são improváveis nesse período. Alguns bebês podem dormir melhor após a exaustão do dia, enquanto outros podem ficar excessivamente cansados e tendem a acordar mais vezes do que o normal durante a noite. Procure ver se ele se acalma para dormir por si mesmo. Se não for assim, reconforte-o por um curto período com sua presença.

Ele continua a gostar de comer e de experimentar os alimentos com os dedos. Deixá-lo segurar um biscoito ou uma bolacha enquanto você dá os alimentos sólidos normais pode ajudar a manter pelo menos uma das mãos dele fora da colher.

Embora o bebê goste de comer sozinho alimentos que ele pode segurar, é provável que rejeite aqueles que você estiver dando, ou porque o gosto não lhe agrada, ou porque quer fazê-lo ele mesmo. Experimente dar-lhe a colher – ele perceberá que ainda não tem destreza suficiente para colocá-la na boca com alguma regularidade.

No quarto mês, o fato de brincar com as orelhas provavelmente era um sintoma de nascimento dos primeiros dentes. Esse comportamento pode se tornar mais frequente agora. Muitos bebês também chupam o lábio inferior durante a dentição. O nascimento dos dentes faz com que alguns bebês sofram consideravelmente mais que outros, mas se houver grande desconforto procure outras causas. É muito comum que a dentição sirva de explicação para todo comportamento incomum, pois ela pode provocar febre baixa e alguma alteração das funções intestinais, porém não chega a acarretar febre alta ou diarreia. Portanto, não cometa o erro de ignorar uma doença real por confundi-la com o nascimento dos dentes do bebê.

Você ainda é o centro da vida do bebê. Ele está aprendendo mais sobre você agora – mordendo e mastigando seu cabelo, suas bijuterias e suas roupas. Quando ele usa o termo "mama" ou "papa", pode ser que ainda não esteja se dirigindo especificamente a você. Ele pode estar apenas se dirigindo a outra pessoa ou fazendo uma queixa. Em mais algumas semanas, ele saberá que apenas uma pessoa é *mama*. Você pode verificar se ele sabe o próprio nome observando para ver se ele o capta em uma conversa.

Se você estiver se preparando para voltar ao trabalho – ou já tiver voltado –, não se sinta culpada. Uma mãe satisfeita ajuda a tornar um bebê satisfeito; portanto, faça o que for melhor para você e para sua família. Procure selecionar com cautela uma pessoa para cuidar do pequeno e, se possível, permita um período de adaptação gradual.

Evolução física

- O bebê equilibra bem a cabeça.
- Pode engatinhar (com o abdome fora do chão) em vez de arrastar-se.
- Dá o impulso com as mãos e os joelhos e se balança para a frente e para trás.
- Pode mover-se levantando ou abaixando as nádegas enquanto está de costas.
- Pode ter dois dentes.

Evolução social

- A criança demonstra humor e implicância.

- Resiste à pressão para fazer algo indesejado.
- Dá tapinhas na imagem ao espelho.
- Está aprendendo o significado de "não" pelo tom de voz usado.
- Demonstra o desejo de ser incluído na interação social.

Evolução sensorial/motora

- O bebê segura dois objetos simultaneamente, um em cada mão; pode batê-los um no outro.
- Apanha, manipula, coloca objetos na boca e bate neles.
- Gosta de explorar o corpo com a boca e as mãos.
- Pode adorar chupar os dedos dos pés.
- Usa os dedos para apanhar os objetos.

Evolução intelectual

- O bebê concentra mais a atenção; demonstra maior interesse em detalhes.
- Entende que os objetos não desaparecem quando escondidos.
- Imita sons ou séries de sons.
- Os sons emitidos mais comuns são *ma, um, da, di*.
- Vocaliza vários sons de uma vez.
- Começa a perceber as implicações das próprias atitudes.
- Pode associar a foto do bebê a si mesmo e emitir um som que expresse isso.
- Brinca vigorosamente com brinquedos que fazem barulho, como sinos, caixa de música e chocalho.

Oitavo mês

Esta é uma idade de curiosidade intensa. Uma criança dessa idade envolve-se em um trabalho de exploração, exame, assimilação e armazenamento de suas descobertas intelectuais em tempo integral. Embora esteja experimentando todas essas coisas, ela quase não tem consciência instintiva de que o que está fazendo poderá causar danos a si mesma ou para o que estiver ao seu redor.

E assim o bebê de 8 meses percorre a casa alegremente, determinado a incrementar a sua educação. Tudo o que estiver ao seu alcance deve ser movimentado, aberto, esvaziado, mastigado, jogado e tudo o mais que ele julgue necessário fazer no momento. Quando frustrado, pode ficar bravo.

Ele se ocupa aperfeiçoando suas técnicas de engatinhar e está se tornando adepto de movimentar-se por aí. Alguns bebês engatinham tão rápido que é difícil acompanhá-los, exceto quando são seguidos pela casa. Você terá que ter cautela por algum tempo ao abrir e fechar portas – muitos bebês adoram estacionar atrás delas ou meter os dedos na abertura entre a porta e o batente.

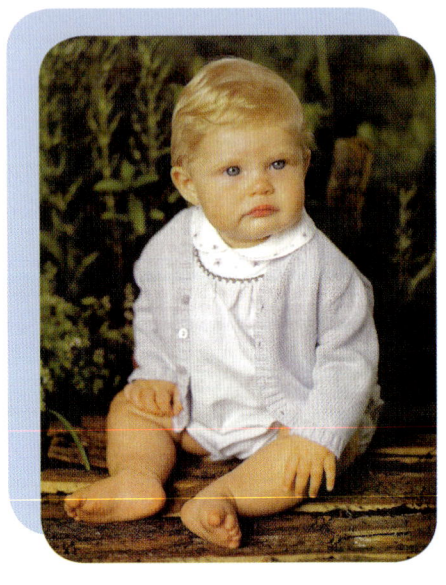

Seu filho provavelmente já se senta sem apoio por períodos consideráveis. Alguns bebês conseguem se sentar por conta própria.

À medida que os músculos se fortalecem, o bebê começa a usá-los em tentativas cada vez mais frequentes para ficar de pé. Logo ele descobrirá que pode se apoiar e deixar ambas as mãos livres para fazer outras coisas.

Os padrões de alimentação e sono variam tanto nessa idade que é difícil prever com exatidão o que você enfrentará com seu filho. Se você ficar muito rígida em relação à hora da refeição, poderão ocorrer extensos problemas de alimentação para ele. Mantenha a calma, satisfaça os desejos dele (dentro da razão) e não o force a comer. Se ele estiver gostando da colher, vai querer ajudar.

Um lugar favorito para brincar a todo momento é a cozinha, em parte porque o bebê a tem visto "brincar" nela com muita frequência, em outra parte porque há tantas gavetas e armários fascinantes para explorar – e esvaziar. Você pode arrumar seus gabinetes inferiores de modo que contenham apenas objetos inquebráveis e seguros. Se existirem gavetas das quais você precisa manter o bebê longe, invista em trancas.

Seu bebê agora consegue apontar para alguma coisa que queira e pode acompanhar com os olhos um objeto que você apontou para ele. O alcance dos olhos do bebê e a atenção aos detalhes são tão grandes que ele consegue detectar e pegar um objeto que antes não estava na sala.

A ansiedade perante estranhos pode estar melhor ou pior do que era no mês passado ou há dois meses. Falando de modo geral, no entanto, o bebê reconhece mais pessoas agora e está começando a se sentir menos ameaçado por novos rostos.

Se houver uma criança mais velha na família, o ciúme pode tornar-se mais um problema nessa fase. A chegada do bebê já não é mais novidade, e agora ele é percebido mais como uma ameaça. Tente manter tanto quanto possível o programa anterior de atividades do seu filho mais velho. Deixe-o ajudar a cuidar do irmãozinho, mas supervisione sempre a ajuda.

Evolução física

- O bebê engatinha para a frente ou para trás.
- Fica de pé com as mãos livres enquanto se apoia em alguma coisa.
- Usa os móveis para colocar-se de pé.
- Pode engatinhar com um objeto em uma das mãos.
- Quando segurado de pé, coloca um pé na frente do outro.

Evolução social

- O bebê afasta objetos indesejados.

- É ligado aos pais; pode ser desconfiado com estranhos.
- Afaga, sorri e tenta beijar a própria imagem no espelho.
- Grita em busca de atenção.
- Imita as pessoas e os comportamentos fora do alcance da vista.
- Pode tentar usar os pais para conseguir as coisas.
- Imita os movimentos da boca e da mandíbula das outras pessoas.
- Não gosta de confinamento.

Evolução sensorial/motora

- A criança está desenvolvendo o controle do tipo pinça.
- Consegue pegar um barbante.
- Aponta; acompanha com os olhos o que alguém está apontando.
- Bate e acena com as mãos.
- Consegue segurar e manipular um objeto enquanto observa outro.
- Quer colocar tudo na boca.

Evolução intelectual

- O bebê pode recordar eventos passados.
- Examina os objetos como propriedades externas, tridimensionais.
- É capaz de resolver problemas simples, como pegar um brinquedo que está pendurado, chutando-o.
- Combina partes conhecidas de comportamento com novas atitudes.
- Pode dizer "mama" e "papa" como nomes.
- Gosta de jogos como "de que tamanho" e "pega-pega".

Nono mês

Dependendo do grau de progresso do bebê até agora, pode haver uma diminuição notável das principais novas realizações nesse mês.

Contudo, não há diminuição da velocidade do processo de aprendizado ou do bebê propriamente dito. Ele está simplesmente dando um tempinho para praticar, coordenar e aperfeiçoar suas técnicas.

O ímpeto para escalar é um instinto evidente. Subir é relativamente fácil para ele; descer pode levar a um desastre. O intelecto em desenvolvimento combina sua capacidade física com a de observar muitos lugares para escalar, a maior parte deles não muito segura.

O bebê pode engatinhar com facilidade até o topo de uma escada, sem nenhuma ideia de como descer de volta. É bom manter as escadas fora dos seus limites por enquanto, fechando portas ou colocando portões de segurança tanto na parte de baixo quanto na de cima das escadas.

Muitos bebês começam a ficar de pé por volta do final deste mês, segurando-se ou não em um apoio. Um bebê ativo é capaz de ficar de pé sozinho, equilibrando-se bem o suficiente para brincar com um brinquedo ao mesmo tempo.

Os atos de pegar e manipular estão muito mais aperfeiçoados do que em meses anteriores. O bebê agora usa os dedos de maneira muito mais elaborada – consegue pegar com precisão objetos pequeninos entre o polegar e o dedo indicador. Além disso, também consegue ajustar a preensão ("pegada") de acordo com o formato do objeto que deseja alcançar.

Pode ser que agora seu filho demonstre menos interesse em mamar no peito, mas ele ainda anseia pela proximidade proporcionada pela amamentação. Provavelmente ele ainda vai procurar se aninhar no seu colo a intervalos frequentes – e deve ser incentivado a fazê-lo.

Este pode ser um período desconcertante para muitas mães que amamentam. Você mal podia esperar para seu bebê largar o peito e agora sente saudade dessa experiência...

Se seu filho, que ainda mama no peito, demonstrar clara falta de interesse pela mamadeira, você poderá pensar em desmamá-lo e passar o leite para uma xícara. (Até o primeiro aniversário, a xícara deve conter leite em pó, não leite fresco, isso porque o estômago do bebê ainda não está pronto para digerir o leite de vaca.) Por volta dos 9 meses, muitos bebês indicam estar prontos para o desmame, embora possam mudar de ideia no mês seguinte. Isso tende a se repetir até ele completar 1 ano.

Se você quiser desmamá-lo agora, verifique antes com seu pediatra não só o procedimento, mas também se ele acha que o bebê está pronto para isso. O desmame realmente deve ser decisão da criança – a despeito do que outras mães lhe estejam dizendo sobre como os próprios bebês deixaram de mamar.

A criança já compreende o que lhe é dito. Converse com ela de maneira normal, identificando objetos familiares ou dizendo-lhe o que você está fazendo. Algumas das palavras mais comumente entendidas entre os 8 e 12 meses incluem: *mamãe*, *papai*, *tchau*, *bebê*, *sapato*, *bola*, *biscoito*, *suco* e *não*. Além disso, a maioria dos bebês agora está aprendendo a seguir instruções como "Diga tchau", "Pare" ou "Venha aqui".

Seu filho agora entende realmente que pessoas e objetos possuem uma existência separada, e que quando não consegue vê-los, ou quando você sai da sala ou de casa, isso não significa que desapareceram para sempre. Esse conceito desenvolveu-se em parte por meio das atividades do bebê de colocar pequenas coisas dentro das grandes e cobri-las para que fiquem fora de visão. De modo semelhante, os jogos nos quais você esconde brinquedos ou outros objetos contribuem para essa consciência.

Os bebês dessa idade adoram participar de jogos simples com os membros da família ou com outras pessoas com as quais se sintam à vontade. Uma das brincadeiras favoritas é "de que tamanho". (Para os não iniciados, em resposta a "De que tamanho é o bebê?", o bebê mantém as mãos erguidas em alguma parte próxima do topo da cabeça.) Outra brincadeira é "pega-pega", quando o bebê se mistura com os outros em uma procura (quase) agitada.

Com ou sem irmãos mais velhos, o bebê quer estar perto de um dos pais nesta época. Ele está encantado com sua independência, mas a novidade é assustadora. Quer brincar na mesma sala com você a maior parte do tempo e precisa de uma garantia regular de que tudo está bem.

Evolução física

- O bebê consegue ficar de pé se estiver se apoiando.
- Engatinha com as mãos abertas.
- Pode virar-se quando estiver engatinhando.
- Consegue fazer escaladas.

Evolução social

- A criança quer brincar próxima da mãe ou do pai.
- Escolhe deliberadamente com que brinquedo vai brincar.
- Pode ser sensível à presença de outras crianças; chora se elas choram.
- Pode aprender a proteger a si mesmo e as suas posses.
- Começa a avaliar o humor das pessoas.
- Inicia a brincadeira.
- Imita tosses, estala a língua, emite silvos.
- Faz demonstrações para a plateia; repete o show se aplaudido.

Evolução sensorial/motora

- O bebê bate as próprias mãos; bate os objetos uns nos outros no centro do corpo.
- Pega e manipula dois objetos, um em cada mão.
- Aproxima-se de objetos pequenos com o dedo e o polegar e de objetos grandes com ambas as mãos.

Evolução intelectual

- O bebê descobre um brinquedo que viu escondido.
- Fica entediado com a repetição da brincadeira, da atividade ou de outros estímulos.
- É capaz de se lembrar da brincadeira do dia anterior.
- Consegue seguir instruções simples.
- Começa a ter medo de altura e a ter consciência do espaço vertical.

Décimo mês

O bebê entende o que quer dizer "não" e pode até mesmo repetir a palavra e sacudir a cabeça. Contudo, isso não o detém. Ele está em um período de conflito entre libertar-se e conter-se, entre a necessidade de descobrir para si mesmo e o desejo de agradar aos pais. Incansável e ruidosamente, ele corre de uma coisa para outra. Embora esteja adquirindo uma vaga percepção de *antes* e *depois*, ele ainda vive no mundo do *agora mesmo*, e suas demandas de atenção imediata podem causar atrito.

Sentar, com todas as manobras que isso implica, agora é muito confortável para o bebê. Ele consegue virar-se, apoiar-se, mudar de posição e sair da posição sentada para deitar-se de bruços e de costas de novo com facilidade. As escadas o atraem quase hipnoticamente. A maioria dos bebês continua a subir e a se preocupar apenas depois de se encontrar em dificuldade na parte de cima. O bebê não conseguirá encontrar o caminho de descida por pelo menos mais um mês.

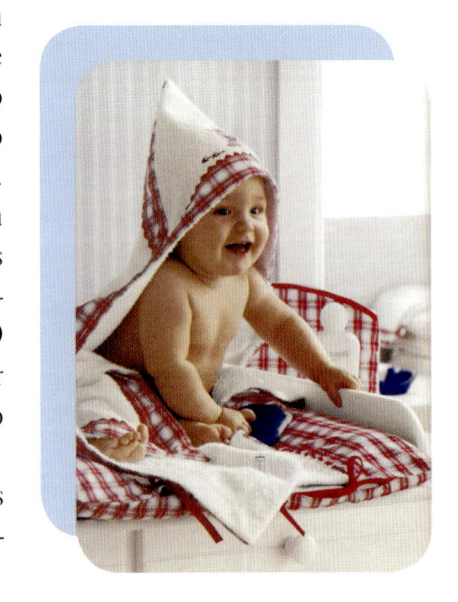

Todo bebê com 10 meses de vida está em um estágio diferente de desenvolvimento motor. Quase todos eles engatinham agora, e muitos ficam de pé, embora precisem de ajuda para manter o equilíbrio. Alguns percorrem a casa segurando-se nos móveis; outros podem dar um passo ou dois sozinhos; e ainda alguns poucos já aprenderam a andar. Os caminhos do desenvolvimento diferem de acordo com a ocasião; alguns bebês vão direto do ato de se arrastar para o de ficar de pé, mas quase todos passam pela experiência de engatinhar.

Os pais de um bebê calmo ou de um que esteja atrasado em técnicas como engatinhar muitas vezes ficam preocupados com o que parece ser falta de interesse da criança nos estágios de desenvolvimento motor. Conforme já mencionamos, seu interesse pode estar em outra área, como vocalização ou estudo de detalhes dos brinquedos. Frequentemente esses bebês começam as várias atividades motoras em uma época posterior, mas existem casos em que é como se estivessem armazenando energia e estudando os procedimentos. Quando começam a ficar de pé ou a engatinhar ou andar, o tempo de aprendizado e prática geralmente é muito menor do que para os bebês que começaram antes.

Bebês muito ativos podem dormir 11 horas por noite, com uma soneca de 1 hora durante o dia. Isso pode não parecer tempo de sono suficiente, mas os bebês se desenvolvem com essa quantidade tão bem quanto os outros que dormem muito mais.

A criança consegue antecipar eventos cada vez melhor agora. Ela sabe, por exemplo, que o jantar está sendo preparado quando determinada combinação de sons e cheiros vem da cozinha. Aprendendo a prever; ela também está aprendendo a esperar por alguma coisa – embora não com muita paciência.

Os sons que ela emite assumem cada vez mais os tons de uma linguagem – mas não necessariamente uma linguagem que você reconheça. Uma criança dessa idade pode conseguir dizer "oi", "tchau" ou "bum" (quando bate no chão) e imitar um ou dois sons de animais.

O bebê está convencido de que o mundo é dele para brincar e inventa uma série de coisas para fazer. É uma boa ideia dar a ele o próprio quarto, ou parte de um quarto – afinal, ele precisa de um lugar para guardar os brinquedos. Entretanto, não espere que ele passe muito tempo lá.

Uma boa maneira de ajudá-lo a superar o medo de pessoas e lugares estranhos é levá-lo para fazer compras com você frequentemente. Lugares e objetos desconhecidos parecem possuir um efeito adverso maior do que as pessoas nesse período.

Talvez o bebê sinta um vínculo maior com apenas um dos pais de cada vez. Garanta ao seu parceiro, ou a si mesma, que se trata de uma fase temporária e evite repreender o bebê por sua preferência.

Ele pode ter começado a cooperar um pouco quando está sendo vestido. Contudo, embora esteja disposto a cooperar e a aprender sobre esses assuntos que lhe interessam, ele pode demonstrar uma grande teimosia quando se trata de aprender sobre o que não lhe interessa. Este é um período de muitos humores. O impulso de investigar o leva, muitas vezes, ao território proibido, mas ele não consegue resistir às emoções de seu mais recente triunfo. Quando repreendido por uma má ação, ele pode ficar muito aborrecido. O bebê exige mais liberdade, mas deve ter a aprovação dos pais.

Evolução física

- O bebê pode conseguir levantar-se até ficar de pé.
- Anda apoiando-se com ambas as mãos.
- Sobe e desce de cadeiras.
- Senta-se quando está em pé.
- Pode desenvolver alterações de sono provocadas pelo costume de ficar de pé no meio da noite.

Evolução social

- A criança gosta de brincar na água.

- Está cada vez mais consciente de si mesma e busca a aprovação social.
- Procura companhia e atenção.
- Demonstra humores: mágoa, tristeza, alegria, zanga.
- Imita gestos, expressões faciais, sons.
- Tem medo de lugares estranhos.
- Começa a descobrir a identidade sexual.
- Gosta de variações do esconde-esconde.
- Prefere um entre vários brinquedos.

Evolução sensorial/motora

- O bebê responde à música balançando-se, saltando ruidosamente, inclinando-se e agitando-se.
- Pode levar dois objetos pequenos em uma mão.
- Solta voluntariamente o objeto, mas o faz de forma desajeitada.
- Começa a preferir uma mão e um lado do corpo.
- É capaz de diferenciar o uso das mãos.

Evolução intelectual

- O bebê imita cada vez mais as atitudes dos outros – mastiga a escova de dente, esfrega-se com o sabonete.
- Pode repetir palavras incessantemente, fazendo disso uma resposta a cada pergunta.
- Obedece aos comandos de palavras que entende.
- Abre gavetas para explorar seu conteúdo.
- Manifesta interesse em encaixar coisas.

Décimo primeiro mês

O bebê precisa do seu apoio nesse período. Se as atitudes dele lhe parecem "infantis", tenha em mente que, apesar de muita coisa ter mudado desde o dia do nascimento, ele ainda é um bebê.

A idade média em que os bebês começam a andar se amparando nas beiradas dos móveis é de 11 meses. Mas os limites podem variar tanto que você não deve ficar preocupada se seu bebê começar um pouco mais tarde ou mais cedo. Se ele se sentir razoavelmente confortável em movimentar-se segurando nos móveis, gradualmente segurará mais frouxamente e às vezes esquecerá de segurar-se. Ele pratica ficar de pé em uma perna e na ponta dos dedos. Enquanto agarra seu apoio com uma das mãos, pode curvar-se e apanhar um brinquedo no chão.

Assim que começar a andar, ele estará pronto para seu primeiro par de sapatos. Dentro de casa, contudo, ele deve ficar descalço tanto quanto possível para ajudar a fortalecer os músculos dos pés. Até que esteja andando bem, os sapatos devem ser de sola macia e flexível. Muitas mães pensam que seus bebês precisam do "apoio" extra de um sapato de sola dura. Não precisam, e, além disso, esses sapatos impedem que os pés fiquem firmes.

O bebê sofrerá muitas quedas e alguns outros pequenos acidentes enquanto percorre a casa, sobe em móveis e escadas e aprende a andar. Exceto no caso de ele se machucar de verdade, o que raramente acontecerá, você não deve se preocupar demais com a queda – assim o bebê também não ficará tenso. Se ele parecer que está para explodir em lágrimas, um sorriso seu – como se ele tivesse apenas feito um truque divertido – o fará sorrir também. (Ele pode até mesmo repetir a queda apenas para ouvi-la rir de novo.)

Alguns bebês tiram apenas uma soneca de uma hora nessa idade, mas compensarão à noite dormindo mais. Muitos parecem prontos para outra sesta no final da manhã. Quando isso acontece, muitas vezes é difícil para o bebê passar a tarde inteira acordado sem ficar quase intoleravelmente irritado por volta da hora do jantar. É melhor incentivá-lo a iniciar o hábito de tirar uma soneca depois do almoço, mesmo se isso significar dar-lhe o almoço mais cedo durante algum tempo — às 11 horas, por exemplo.

Quando os primeiros molares começam a despontar, ele tem a tendência de puxar a orelha. Você pode presumir que o comportamento se deva à dentição, *a menos* que ele tenha qualquer dos seguintes sintomas: febre acima de 38 °C, lóbulos das orelhas sensíveis, dor óbvia que não responde ao acetaminofen (não dê aspirina a um bebê com febre) ou uma secreção branca de pus em vez de cera saindo da orelha. (O pus tem um cheiro desagradável.) Se algum desses sintomas estiver presente, há uma possibilidade de infecção no ouvido, e você deve ligar para o pediatra imediatamente. Não fique alarmada, no entanto, em relação à vermelhidão ao redor da área da orelha sem a presença de outros sintomas. É apenas o resultado de ele puxar a orelha com força.

Nessa fase, seu filho perdeu grande parte da proteção contra infecções simples que tinha ao nascer. Essa é uma idade clássica para sua primeira enfermidade real. Os bebês tendem a responder às infecções com febre alta.

Alguns deles falam muito durante o primeiro ano, e, ao contrário da opinião popular, falar cedo não é um sinal confiável de inteligência – ou de qualquer habilidade especial. Muitos bebês têm um vocabulário passivo – ou seja, sabem o nome de cerca de dez objetos, muito embora não consigam ainda pronunciá-lo direito – e também conseguem seguir instruções simples (quando desejam).

O interesse de seu filho em desmontar tudo, especialmente objetos articulados, é responsável, em parte, por seu maior interesse em livros. Mas seu prazer real vai muito além disso. Não tente lhe ensinar palavras ou letras nessa idade. Ele apenas quer olhar as figuras e ouvir você descrevê-las ou ler o texto. Deixe-o virar as páginas, se quiser, e passe o tempo que ele desejar em cada uma. Não é necessário terminar o livro inteiro de uma vez.

O relacionamento de cada um dos pais com o bebê é diferente, porém ambos são valiosos. Diferentes perspectivas, diferentes ideias e diferentes maneiras de interagir expandem o entendimento do bebê acerca das pessoas e do mundo. Pais solteiros, por exemplo, devem dar ao bebê oportunidades de estar cercado de pessoas do sexo oposto ao seu.

Seu filho também vem aprendendo que a melhor maneira de resolver um problema é fazer com que outra pessoa o resolva para ele. Pelo menos parte do tempo, muitos bebês fingem desamparo e esperam pronta atenção aos seus desejos. Obviamente você deve auxiliar seu filho nas tarefas que ele ainda não consegue fazer, mas não é salutar que você sempre tome a iniciativa de executar o que ele é capaz de fazer por si mesmo (até nos casos em que seria mais fácil para ambos se você o fizesse). Sua meta é ensiná-lo gentilmente a pensar e agir por conta própria.

Evolução física

- O bebê percorre a casa segurando-se nos móveis.
- Pode apoiar-se em um suporte enquanto fica de pé.
- Abaixa-se da posição de pé sem cair.
- Pode ficar na ponta dos pés.
- Agacha-se e curva-se.

Evolução social

- A criança gosta de brincadeiras como esconde-esconde, rolar uma bola para a frente e para trás.
- Nem sempre é cooperativa.
- Demonstra culpa.
- Busca aprovação e tenta evitar a desaprovação.

Evolução sensorial/motora

- O bebê vira as páginas de um livro, mas não necessariamente uma de cada vez.
- Dispõe objetos deliberadamente, tentando, por exemplo, encaixar um no outro.
- Apanha objetos muito pequenos.

- É capaz de levar a colher até a boca.
- Levanta tampas de caixas.
- Consegue puxar as meias e desatar os laços dos sapatos.

Evolução intelectual

- O bebê experimenta meios de chegar a um objetivo – por exemplo, pode usar uma pequena cadeira como andador.
- Reconhece palavras como símbolos para objetos (quando ouve "avião", aponta para o céu).
- Ainda fala bastante, mas com alguns sons inteligíveis.
- Compara o mesmo ato feito com cada lado do corpo.
- Pode imitar inflexões, ritmos da fala e expressões faciais com mais precisão do que os sons da fala.

1 ano

Observando a atual demonstração de grande energia do seu bebê, você poderá achar difícil se lembrar da criatura quase indefesa que trouxe do hospital para casa.

O bebê agora tem uma noção cada vez maior de si mesmo. Consegue perceber-se como um ser humano distinto. Tem consciência do seu tamanho, das suas necessidades e de seus gostos.

Cerca de três entre cinco bebês andam por volta do primeiro aniversário, entretanto essa data marca a idade *média* na qual a criança dá o primeiro passo. Alguns daqueles que podem ficar de pé sozinhos por volta do primeiro aniversário podem não estar absolutamente prontos para andar.

De forma inevitável, à medida que a criança dá os primeiros passos sozinha, leva pelo menos alguns tombos e dá algumas topadas. Um abraço rápido e algumas palavras de carinho devem ser encorajamento suficiente para que ela volte a ficar de pé. Se você demorar muito tempo para confortá-la, ela pode cair em um choro sentido. As lágrimas podem ser provocadas mais pela frustração do que por qualquer dano físico real.

Mesmo depois de conseguir andar, com frequência o bebê volta a engatinhar como um meio de locomoção temporariamente mais eficiente.

As crianças dessa idade ainda precisam de pelo menos um bom período de descanso durante o dia, muito embora algumas não durmam de fato.

A criança entende grande parte do que lhe é dito sobre as atividades do seu mundo cotidiano. Por volta do final do mês, terá um vocabulário de uma ou duas palavras entremeadas por uma constante tagarelice na própria linguagem. Ela ainda está explorando, experimentando tudo ao seu alcance. Gosta de manipular, sacudir, bater e movimentar todo e qualquer objeto. Ação e reação comandam sua atenção. Ela se concentra por muitos minutos em acender uma luz ou ligar e desligar a televisão, por exemplo. Fica fascinada por qualquer tipo de objeto em movimento.

Se você tem uma filha, não suponha que ela se contente em brincar apenas com bonecas ou outros "brinquedos de meninas" tradicionais. Da mesma forma, não há necessidade de desestimular os meninos que brincam com bonecas ou artigos domésticos. Cada novo objeto ou brinquedo contribui para dar ao bebê uma experiência bem delineada.

Os bichinhos de pelúcia estão se tornando cada vez mais importantes na vida do seu filho, e provavelmente ele terá preferência por um ou dois, tendo em vista que o bichinho parece servir como um "objeto transitório" (de acordar para dormir) para ele ou um substituto da sua presença. Mas repare que o bebê faz o papel de pai/mãe desses bichinhos boa parte do tempo, muitas vezes punindo-os ou demonstrando amor por eles. Ao comprar brinquedos, considere os limites de idade sugeridos nos rótulos, os quais são determinados de acordo com o nível de segurança e de capacidade intelectual da criança.

Por volta do final desse mês, o bebê mostrará seu expansivo senso de humor. Quando você ri de alguma coisa que ele fez, ele tende a repetir o ato inúmeras vezes. De maneira semelhante, ele aprecia as coisas que você faz que são divertidas para ele.

Evolução física

- O bebê exibe alguma combinação entre ficar de pé, andar e percorrer a casa segurando-se.
- É capaz de dar um passo ou dois sem se apoiar em nada e de andar com a ajuda de um brinquedo com rodas.
- Consegue subir no berço ou no cercado e sair deles.
- Sobe e desce escadas.
- Abaixa-se facilmente até sentar-se.
- Pode ficar de pé depois de se agachar.

Evolução social

- A criança dá afeto aos humanos e aos objetos favoritos.
- Resiste em dormir; pode ter acessos de raiva.
- Reage fortemente à separação dos pais, possivelmente de um deles em particular.
- Pode exigir dos adultos mais ajuda do que a necessária, porque é mais fácil.
- Pode recusar-se a comer alimentos novos ou a ser alimentado.
- Demonstra um senso de humor novo.
- Cuida da boneca ou dos ursinhos de pelúcia, alimentando-os, acariciando-os e dando-lhes banho.

Evolução sensorial/motora

- O bebê aprende o uso correto de brinquedos como martelo e telefone.
- Prefere uma mão em relação à outra.
- Coloca dois objetos na boca ou debaixo do braço e então pega um terceiro.

Evolução intelectual

- O bebê responde às instruções e compreende grande parte do que lhe é dito.
- Pode dizer duas a três palavras além de "mama".
- Identifica animais em livros de fotografias ou revistas.
- Procura objetos "escondidos", fora de seu alcance de visão, apenas se lembrando da última localização.
- A memória de eventos permanece por períodos mais prolongados.

IMPORTANTE

Cada bebê atinge tais estágios em momentos diferentes. Esses dados são apenas parâmetros.

Resolvendo algumas dúvidas

Deve-se esterelizar os pertences do bebê, como mamadeiras, chupetas, talheres e mordedores, até os 6 meses. A partir dessa idade, o organismo da criança já desenvolveu defesas próprias. Depois dessa fase, basta ter um bom controle de higiene, lavando as peças com água e sabão. Todavia, é bom certificar-se a respeito das condições da água no local em que você reside ou ainda sobre a higiene da caixa-d'água.

A utilização do *baby-bag*, porta-bebê ou canguru é recomendada (sabe-se que as índias já utilizavam esse método para carregar os filhos), tendo em vista ser esta uma forma de os bebês ficarem junto ao peito da mãe, recebendo seu calor nos primeiros meses. Escolha um modelo seguro e siga as instruções de uso. Tome cuidado na hora de colocar e tirar o bebê desse equipamento. Se julgar necessário, peça a ajuda de alguém.

A natação para bebês é um assunto um pouco contraditório entre os especialistas. As opiniões se dividem, principalmente em relação à idade apropriada de iniciar essa prática. Alguns médicos liberam a natação a partir dos 3 meses, outros aos 6, e ainda existe uma corrente que acredita que o ideal é colocar o bebê no ambiente aquático só a partir dos 2 anos. Os que defendem que a criança deve iniciar a prática aos 6 meses afirmam que, nessa idade, ela ainda possui o reflexo de segurar a respiração, de modo que a água não entra nos pulmões – portanto, é bem mais fácil para os pequenos iniciar o convívio com a água.

No entanto, sob um aspecto todos são unânimes: as condições da piscina.

É muito importante a mãe verificar qual é o sistema de cloração da água, pois os sistemas tradicionais podem causar alergias aos bebês. Além disso, antes de matricular seu filho, verifique as qualificações dos profissionais e a higiene geral do local.

Quando a criança apresentar gripes ou resfriados, não há problema nenhum em deixá-la entrar na água. A aula só deve ser suspensa caso ela apresente mal-estar, febre e indisposição.

O banho de mar também só é recomendado a partir dos 4 meses. Contudo, independentemente da idade, os pais devem ter bom senso na hora de escolher a praia, pois sabemos que muitas são excessivamente poluídas, e, em alguns casos, o esgoto de prédios e residências é lançado direto no mar. Na maior parte das praias existe bandeirinhas da Companhia de Saneamento Básico informando as condições da água. Fique de olho!

Como transportar seu bebê

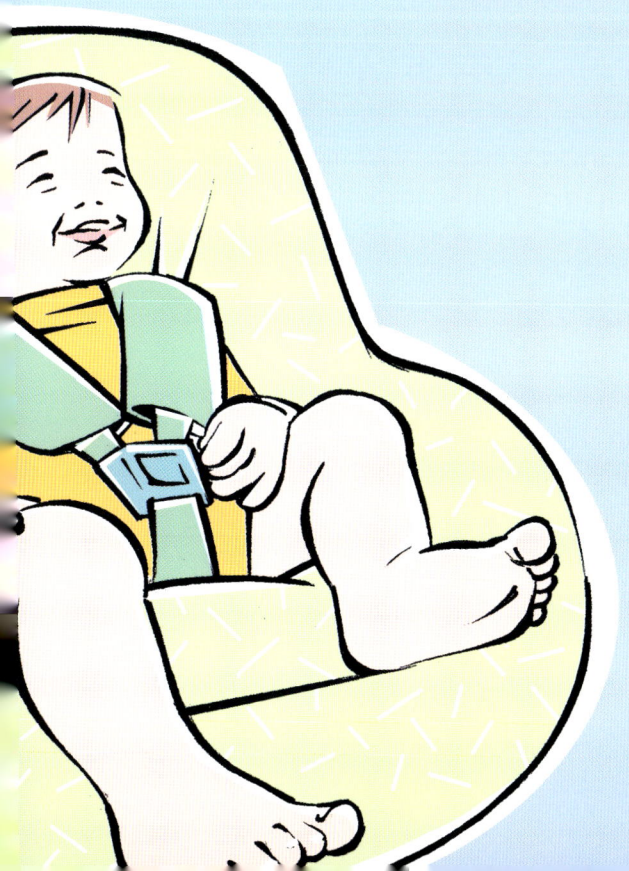

(15)

Todos nós sabemos que os bebês devem ser transportados no banco de trás do carro, mas muitas vezes não temos certeza de qual é a melhor maneira de fazê-lo. Infelizmente, muitas crianças são vítimas de ferimentos e até morrem por causa de acidentes de trânsito. Esses acidentes poderiam ser evitados se as regras fossem seguidas de modo correto.

Os carros hoje possuem um sistema adequado de segurança para o passageiro, só que o projeto foi feito para o adulto, e não para a criança.

Os assentos de carro para bebês ("cadeirões", como são conhecidos) são uma forma segura e confortável de transportar as crianças de até 4 anos de idade. Depois elas podem passar a usar o cinto de segurança do próprio carro.

A proteção adequada no carro, durante a locomoção, será fundamental para garantir a vida do bebê. Imagine que, durante uma colisão ou uma freada brusca de um veículo que esteja a uma velocidade média de aproximadamente 40 km/h: ou seja, um veículo em baixa velocidade –, por mais leve que seja uma criança, seu peso pode se multiplicar por vinte.

As leis exigem que as crianças sejam transportadas com cinto de segurança adequado para cada idade, só que realmente faltam informações exatas a esse respeito.

A escolha do assento

O "cadeirão" ideal é o que tenha sido projetado para o tamanho e o peso do seu filho e que seja adequado para seu carro. Para tanto, deve seguir as normas internacionais de segurança.

As demonstrações ou ilustrações encontradas em lojas nem sempre orientam da forma correta. O ideal é testar o produto. Coloque seu filho no "cadeirão" e certifique-se de que consegue encaixar os cintos e as fivelas com facilidade e de que ele estará seguro e confortável. Observe se os cintos não apertam ou estão muito próximos ao pescoço.

Assentos bebê-conforto

São pequenos e leves, adaptam-se melhor ao recém-nascido, mas só podem ser utilizados por crianças de até 1 ano de vida ou com no máximo 9 kg. Devem ser usados somente virados para trás, por questão de segurança. No mercado existem modelos cujo cinto de segurança tem fixação de 3 e 5 pontos.

Assentos conversíveis

São grandes e podem ser usados por mais tempo. Alguns se adaptam a recém-nascidos (confira). Servem para crianças com até 13 kg, podendo, com reforços posicionadores de cinto, ser convertidos para crianças com mais de 18 kg. Bebês de até 1 ano devem ser colocados nesses assentos virados para trás. Somente depois de completarem 1 ano podem ficar nos assentos virados para a frente. Existem várias marcas e modelos, com variação nas alças e travas:

- cinto de 5 pontos;
- proteção em T;
- proteção suspensa.

Se tiver escolhido esse tipo de assento para uma criança pequena, o ideal é que a proteção seja a de fixação com cinto de 5 pontos.

EVITE

- Bebê no colo, mesmo que no banco de trás.
- Bebê no assento, mas sem o cinto.
- Crianças soltas no banco de trás.
- O uso de assento inadequado para a idade e o peso da criança.

Importante: Verifique se o assento está corretamente fixado no banco do carro.

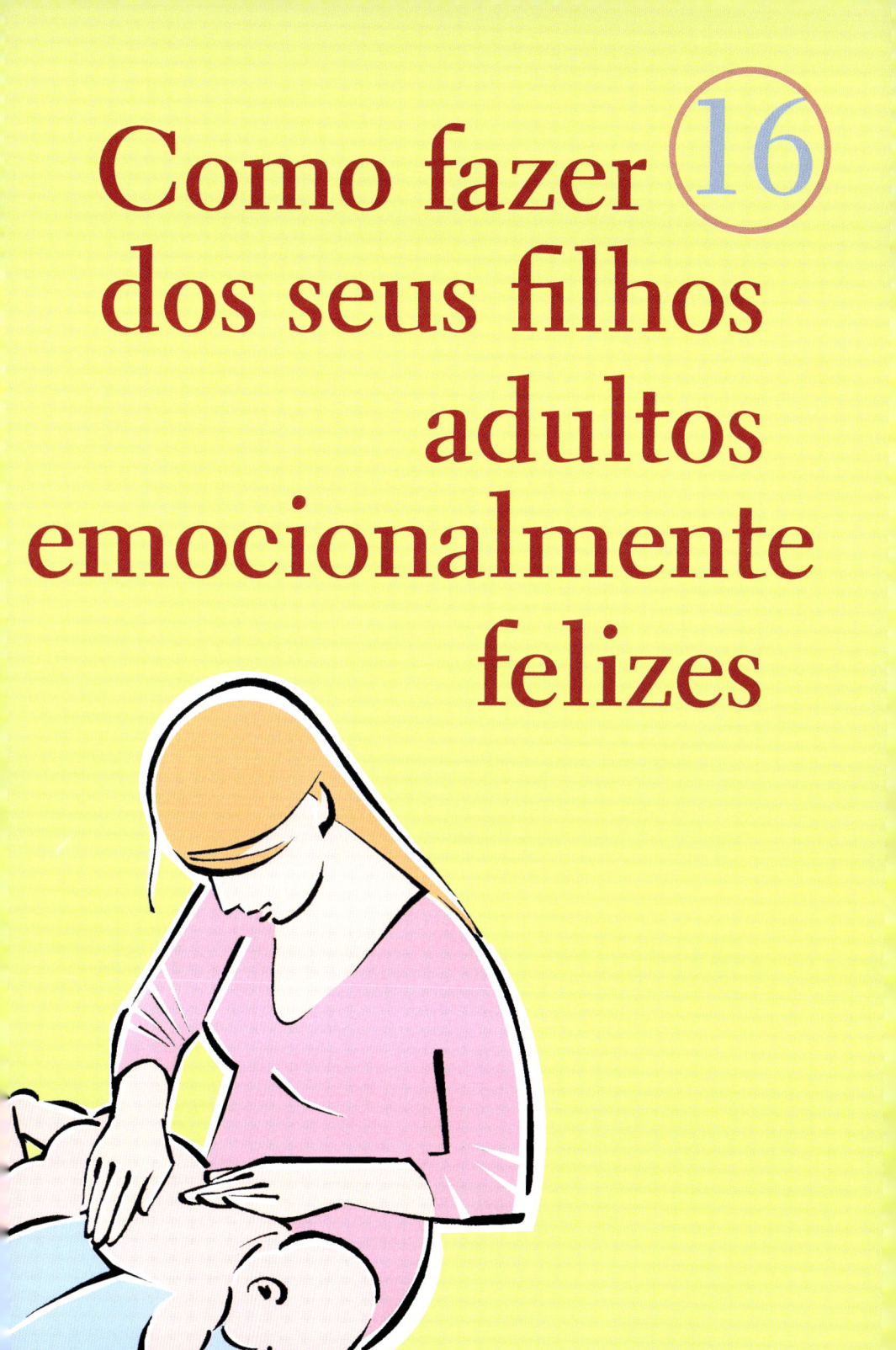

Como fazer dos seus filhos adultos emocionalmente felizes

16

Sabe aquela velha história de que "fundamental é mesmo o amor!"? Pode acreditar: é verdadeira, e já foi comprovada por estudiosos franceses e norte-americanos. Você pode criar seu bebê ensinando a ele a arte de amar.

Por esse motivo é importante que durante a gravidez você aprenda a mimar-se e já comece a manter uma relação de carinho com essa barriguinha que cresce dia após dia. Procure ter momentos de tranquilidade durante o dia, ouvindo músicas de sua preferência que a deixem serena. Seu bebê já estará sentindo todo esse seu carinho.

Com o nascimento, em meio a inúmeras emoções e sentimentos novos, lembre-se de que para ele tudo também é novo. A claridade, as pessoas, a falta da proteção uterina, que de agora em diante ele buscará em você.

Doe

Isso mesmo, doe ao máximo o seu amor. Ele depende disso para desenvolver a afetividade e ser uma criança – e, no futuro, um adulto – emocionalmente saudável, capaz de estabelecer laços de amizade, amor e carinho entre os seus e de lhe devolver isso de maneira tão intensa como você jamais poderá imaginar.

Aqueles diálogos longos e engraçados que nós costumamos manter com eles são muito importantes. Na verdade, constituem estímulos que são captados pelo cérebro, formando um banco de dados impressionante. Eu digo sempre que nossos bebês são como uma tela em branco que podemos pintar com belas paisagens.

Veja como a natureza é sábia: durante os primeiros meses, a produção de prolactina (hormônio que estimula a produção do leite) fica aumentada, deixando-nos muito sensíveis, emotivas e com um senso humanitário apurado. Pude observar no meu consultório olhos umedecidos diante da foto do bebê, ou lágrimas rolarem ao comentar sobre a fome de crianças no mundo. Graças a essa emoção à flor da pele nos tornamos capazes de sentir esse amor incondicional e de vivenciar essa troca maravilhosa. Experimente, você não se arrependerá.

Toque o seu bebê

Eles adoram ser acariciados e beijados e receber todos os tipos de mimos. Nos primeiros dias realmente ficamos um pouco sem jeito com esse pequeno ser indefeso no colo e mal conseguimos segurá-lo com tranquilidade. Aconchegue-o ao peito, afague-o: ele ouvirá seu coração e se sentirá seguro.

> **DICA**
> - Aproveite a hora da troca de roupa para tocar a pele do bebê.
> - Na hora do banho, faça movimentos suaves; aos poucos ele irá gostar desse momento.
> - Sempre converse com ele transmitindo segurança.

> **DICA**
>
> 🌱 Se for verão, deixe-o com menos roupas e experimente fazer massagens suaves no abdome e nas costas: ele vai amar. Conheço um certo bebê que até dorme nesses momentos. Escolha um óleo infantil e aqueça-o um pouco. Esse contato é muito saudável e fará bem a ambos.
>
> 🌱 "Um gesto diz mais que mil palavras."

Você vai receber em dobro

Não existe sensação mais gratificante do que ver nossos olhares apaixonados correspondidos e um simples toque ao amanhecer ser retribuído com um largo sorriso.

Eles estão crescendo, e começam a aprender a emitir sons e mover-se energicamente ao ouvir sua voz ou sentir sua presença. As demonstrações de carinho só irão aumentar, e logo eles estarão fazendo caras e biquinhos, manhas e dengos sem fim. Até chegar aquele momento do toque, uma mãozinha no rosto, o primeiro beijinho, e finalmente você ouve "mamá". Nada na vida pode ser igual!

O retorno ao trabalho ⑰

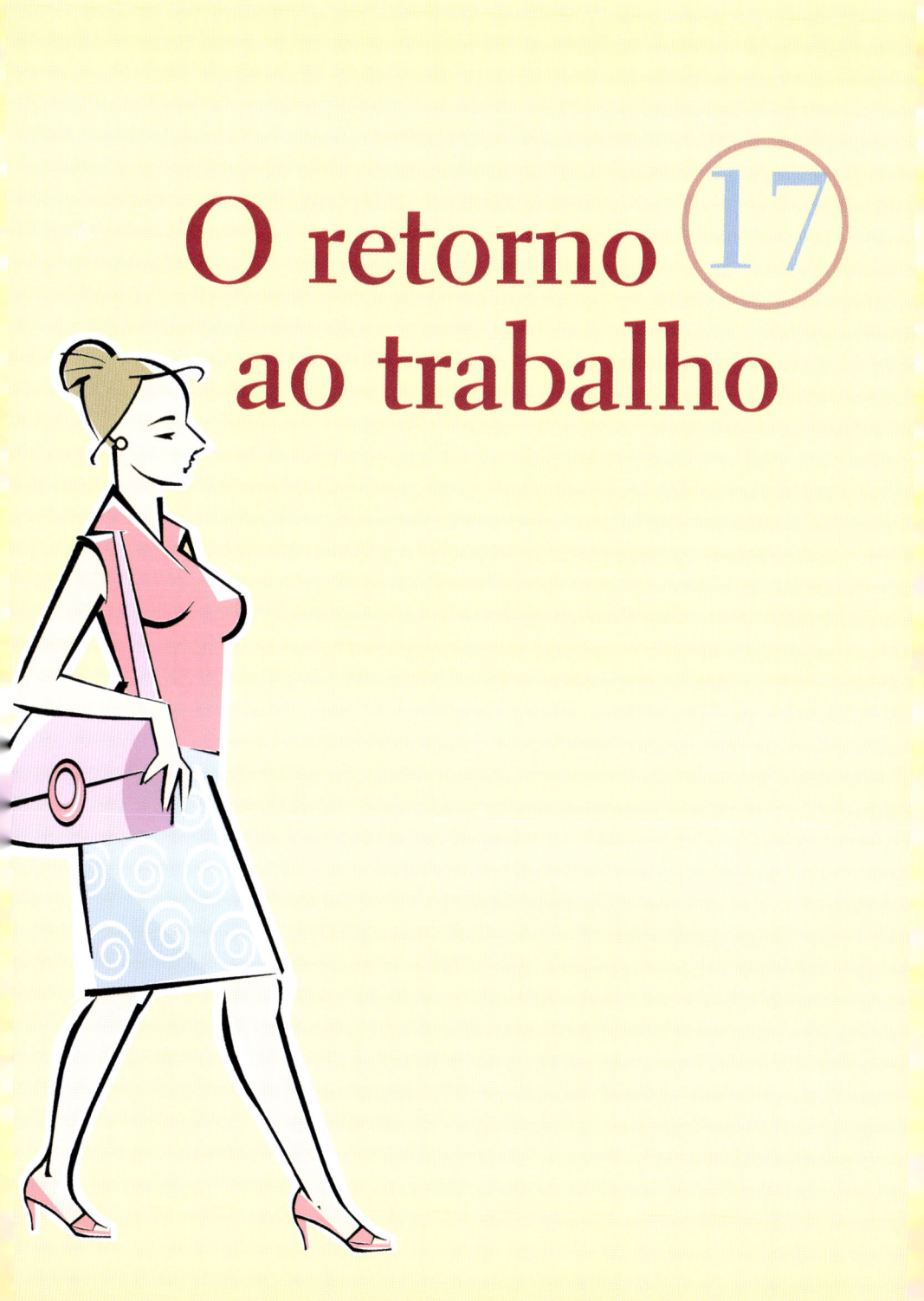

Seus direitos

Proteção à maternidade

Em primeiro lugar, é preciso que fique bem claro: todas as medidas de proteção à maternidade são reconhecidas no mundo todo como investimento social e econômico. A promoção da saúde da mulher não significa apenas um simples benefício individual, mas uma medida que causa profundas repercussões sociais: está em jogo a saúde e a sobrevivência das famílias e, em última instância, a força de trabalho e bem-estar de comunidades e países inteiros.

As crianças são as que mais sofrem com a morte da mãe em razão de complicações da gestação ou do parto, segundo a Organização Mundial da Saúde (OMS). Os órfãos de mãe têm de três a dez vezes mais chances de morrer dentro de dois anos do que crianças que vivem com pai e mãe. Crianças sem mãe crescem com menos cuidados de saúde e educação.

Quando a gravidez, o parto ou o pós-parto produzem doenças ou algum tipo de incapacidade, a consequência é a redução da produtividade no trabalho e dos rendimentos familiares.

Em 1988, a Constituição aumentou a licença-maternidade para 120 dias contados a partir de quatro semanas antes da data prevista para o parto, sem prejuízo do salário e do emprego. Em 2008 foi sancionada a lei que amplia a licença-maternidade em mais 60 dias. Entretanto, essa prorrogação do prazo é opcional tanto para o empregador quanto para o empregado. A referida lei entrará em vigor em 2010.

A mãe adotiva também tem direito à licença-maternidade, que varia de 30 a 120 dias, dependendo da idade da criança. Equivale ao período de 30 dias para a adoção de crianças de 4 a 8 anos de idade, de 60 dias a de crianças de 1 a 4 anos e 120 dias a de crianças de até 1 ano.

Além da licença-maternidade, a Constituição Federal estabelece que a mulher grávida não pode ser demitida, salvo por justa causa, desde a confirmação da gravidez até 5 meses após o parto.

Esta importante decisão do Senado vem satisfazer as recomendações da OMS e do Ministério da Saúde de que o aleitamento materno exclusivo deve ocorrer até os 6 meses e ser complementado até os 2 anos de idade ou mais. O fortalecimento do vínculo entre mãe e filho proporcionado pela convivência de 6 meses é um passo importante em direção à melhora da saúde da população brasileira.

Confira alguns pontos importantes que justificam a licença-maternidade

Até que ele pegue o jeito...

Nos primeiros meses, o bebê monopoliza as atenções da mãe praticamente 24 horas por dia. Mamando a cada três horas em média, o bebê acaba impondo à mãe um novo ritmo de vida: o ritmo dele! Sem falar que também outros afazeres domésticos acabam por fatigá-la quase além do que é suportável. A partir do quarto mês, as mamadas vão se espaçar e, daí, pode-se pensar em voltar à rotina anterior.

Voltando à forma...

O corpo da mulher durante a gravidez passa por tantas transformações que, ao final da gestação, ela chega a duvidar que possa voltar à forma anterior. Mas, como diz o velho ditado, o tempo é o melhor remédio. E os 120 dias são fundamentais para fazer emergir novamente toda a vitalidade e capacidade criativa da profissional, que agora também é mãe.

Leite materno: o melhor alimento

Não há dúvidas com relação a isso: o leite materno é o melhor e mais completo alimento para o recém-nascido. Analisando por outro lado – mais amplo –, dar condições para que a gestante possa amamentar seu filho com tranquilidade é também a garantia de uma futura geração mais saudável, produtiva e inteligente. Sim, inteligente! Estudos recentes demonstram que crianças que foram amamentadas até o sexto mês tiveram um desempenho escolar até 30% superior ao de outras alimentadas com mamadeiras.

Por outro lado, a criança que não recebe exclusivamente leite materno durante os seis primeiros meses de vida tem um sistema imunológico mais vulnerável e propenso a contrair doenças. Consequentemente, crianças menos saudáveis serão adultos que recorrerão aos serviços de saúde – públicos ou particulares – com mais frequência, o que trará efeitos negativos para todos, até mesmo ao sistema econômico do país.

Direito ao pré-natal

Além da licença-maternidade, toda mulher tem direito ao exame pré-natal. Realizar o controle pré-natal é a condição básica para uma gravidez tranquila, livre de sustos e evoluindo para um parto feliz.

Todas as estatísticas demonstram que mulheres que realizaram o pré-natal tiveram menos problemas no momento do parto. O controle da gestação feito pelo médico é imprescindível para verificar as boas condições de desenvolvimento do bebê.

Não esqueça, portanto, que é fundamental fazer o pré-natal!

Direitos da parturiente

Durante a estada em hospitais e maternidades vinculadas ao Sistema Único de Saúde (SUS), a mulher tem benefícios assegurados por lei.

- **Acompanhante na sala de parto:** A parturiente atendida pelo SUS tem direito a escolher uma pessoa para permanecer com ela na sala de parto e também no pós-parto. Segundo o Ministério da Saúde, o acompanhante é um dos fatores que contribui para a humanização desse procedimento e pode ajudar na redução do número de cesarianas.
- **Alojamento conjunto:** Uma portaria do Ministério da Saúde obriga hospitais e maternidades vinculados ao SUS a implementarem alojamento conjunto, isto é, mãe e filho podem ficar no mesmo quarto, 24 horas por dia.

Atividades que merecem atenção especial

Tanto na indústria como no comércio, existem certos ramos de atividade que podem causar riscos ao bebê. Caso a mulher ou seu companheiro trabalhem com substâncias químicas, chumbo ou radiação, é preciso verificar com atenção o grau de periculosidade. Certas substâncias podem causar sérios danos ainda na formação dos espermatozoides, comprometendo a concepção; na gestação, podem ocasionar malformação do feto ou provocar aborto espontâneo.

Comissárias de bordo são orientadas pelas companhias aéreas a buscar a licença-maternidade assim que for confirmada a gravidez. A permanência constante da mulher grávida em altitudes elevadas pode prejudicar o desenvolvimento do bebê.

O quarto ⑱ do bebê

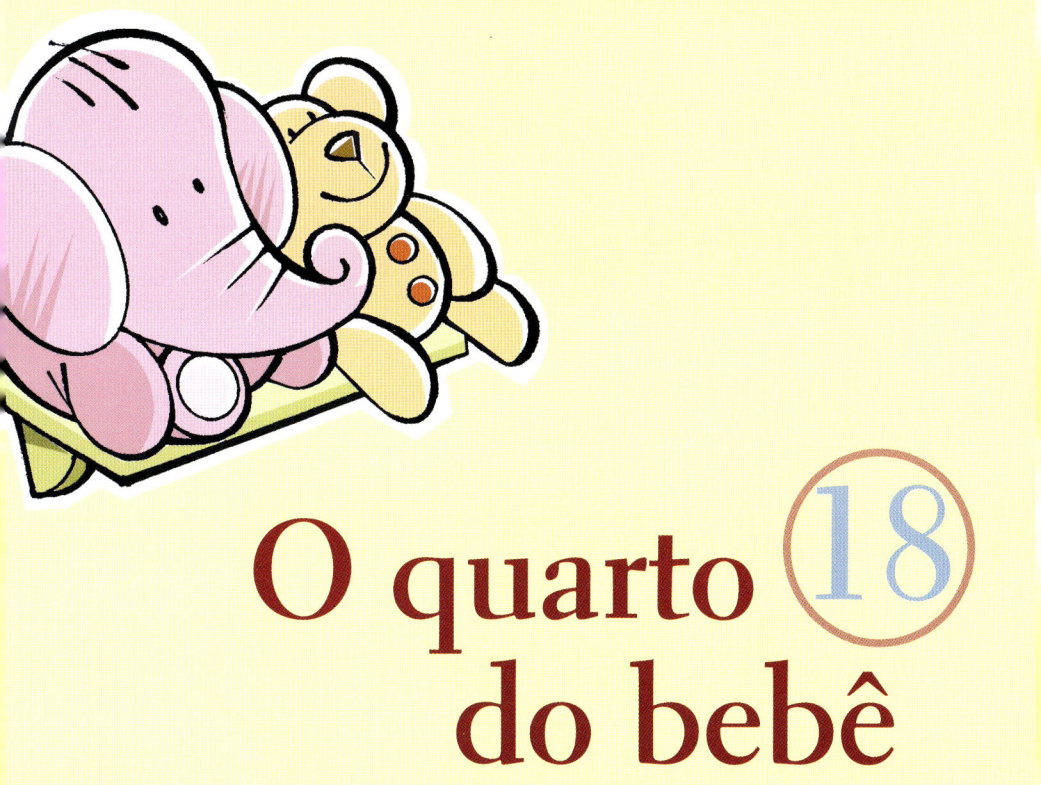

Nos primeiros meses de vida do bebê, o quarto será seu universo. Afinal, é o local da casa em que o pequenino passará mais tempo. No início, ele ficará quase que o tempo todo dormindo e mamando. Depois vai começar a engatinhar, andar e se divertir com seus brinquedinhos. Por isso, esse ambiente deve estar sempre impecável, em especial no que diz respeito à limpeza.

Os ácaros e as bactérias, invisíveis a olho nu, são os principais inimigos do bebê, principalmente se ele tiver propensão a alergias. Portanto, todo cuidado é pouco, e devem ser tomadas algumas providências.

O chão

É nele que são depositadas toda a sujeira e bactérias que trazemos da rua. Por esse motivo, o ideal é não entrar de sapatos no quartinho do bebê: deixe separado um par de chinelos que você só use em casa. A limpeza do ambiente deve ser feita com pano úmido, todos o dias. Pode-se utilizar desinfetante, porém diluído em água por causa do forte cheiro.

Sem dúvida, o ideal é que o quarto do bebê tenha um piso de fácil manutenção. Os mais indicados são: pisos frios, carpete de madeira, pisos laminados ou de vinil. Mas vale lembrar que as emendas e a colagem devem ser feitas, para que os ácaros não se instalem nem por baixo nem nas frestas do piso.

O carpete e os tapetes devem ser evitados, embora nem sempre provoquem malefícios à criança. Dependendo da região em que a família vive, os pisos frios podem ser inadequados por causa das baixas temperaturas. E muitas vezes somos obrigados a nos adaptar ao ambiente pela própria condição financeira. Se você mora num local em que o quarto reservado para o bebê já está com carpete, não existe a necessidade de trocar imediatamente o revestimento. De qualquer forma, quem não pode mudar o piso ou optar pelos antialérgicos deve ter muito zelo em relação à sua limpeza, que deve ser diária. Evite limpá-lo com escova molhada. Esse método umedece as tramas mais profundas e cria mofo, favorecendo ainda mais o hábitat dos ácaros. Vale dizer que os carpetes de fibras naturais e grossas, como o sisal, provocam menos alergia.

Deixe o sol entrar

As janelas do quarto devem ficar abertas, de preferência o dia todo. A troca de ar é importante para que os ácaros não se fixem. As cortinas devem ser lavadas ou higienizadas regularmente.

Deixar o sol invadir o ambiente é um santo remédio para evitar e até combater o mofo e os ácaros. Aproveite e coloque todos os objetos e brinquedinhos do seu filho ao sol, até mesmo o carrinho e o bebê-conforto.

O quarto do bebê

Cuidados com o berço

A caminha da criança é o lugar predileto do ácaro, que adora se alimentar de restos de pele que ficam grudados no lençol. Portanto, a cada quatro dias, em média, troque a roupa de cama. Os cobertores e edredons devem ser lavados mensalmente e guardados num saco plástico, ou papel de seda, durante o verão.

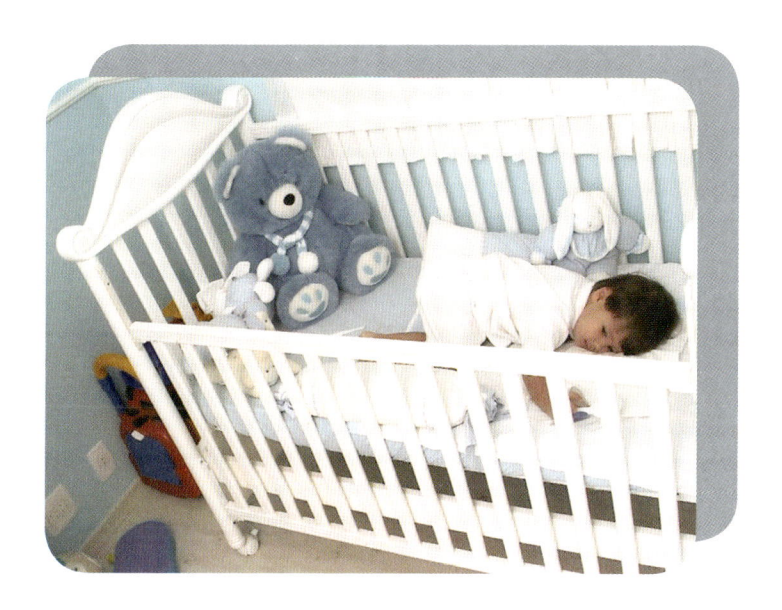

Bichos e Cia.

Uma decoração simples é a mais eficiente e saudável para os bebês. Mas, então, o que fazer com tantos bichinhos, principalmente os de pelúcia, que, além lindos, as crianças adoram? O ideal na hora da compra é optar pelos de plástico ou borracha ou de tecidos antialérgicos. Os de pelúcia devem ser lavados a cada mês ou colocados em sacos plásticos para não juntar pó.

Quem pode cuidar do seu bebê ⑲

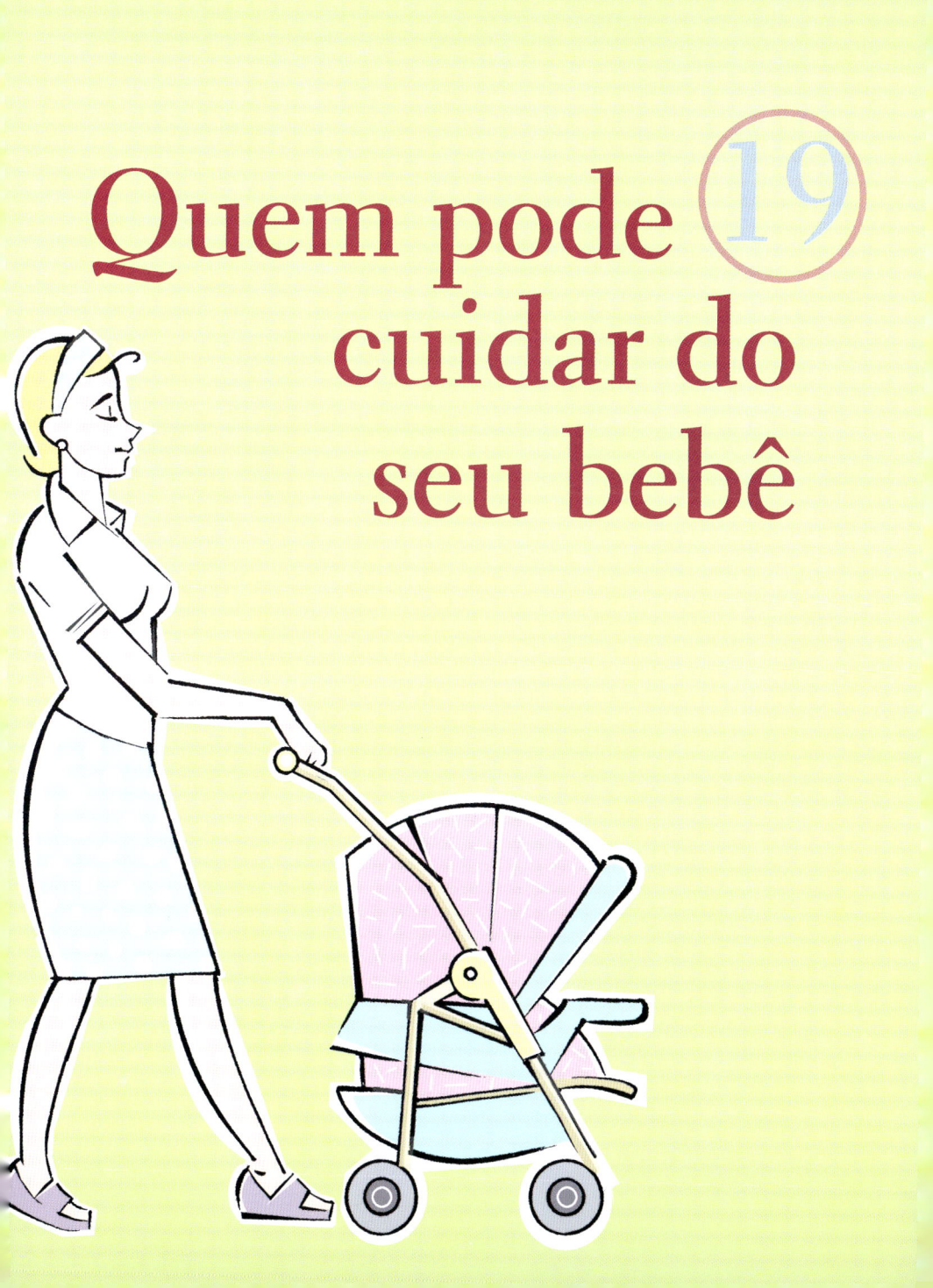

Como contratar uma babá

Quando o assunto é contratar uma profissional para cuidar do nosso filho, um enorme ponto de interrogação aparece sobre nossa cabeça. Sem dúvida, escolher a pessoa ideal é uma tarefa que exige cuidados especiais e muita sensibilidade.

Algumas mães acabam optando por profissionais da área de enfermagem, principalmente nos primeiros meses do bebê. De qualquer forma, essa escolha é sempre diferente de pessoa para pessoa: afinal, cada mãe tem seu próprio esquema e necessidade.

Para encontrar uma profissional, o primeiro passo é conversar com outras mães, vizinhos e conhecidos. Ou ainda entrar em contato com agências que forneçam serviços de *baby-sitter*.

Depois de fazer uma pré-seleção, é hora de conhecer a candidata pessoalmente. Mas, atenção, faça a entrevista num lugar neutro, como o *hall* social do prédio, por exemplo. Por enquanto essa pessoa ainda é uma estranha, mesmo tendo sido muito bem recomendada.

Durante a entrevista, não se esqueça de abordar os seguintes pontos:

- Por que ela está interessada no emprego? Essa pergunta é fundamental, pois o quesito principal é que a candidata goste de crianças e não apenas aceite o trabalho como forma de ganhar dinheiro.
- Ela está bem preparada para se responsabilizar e cuidar de uma criança? Verifique se ela tem experiências anteriores, cursos ou especializações. Se tiver, muito melhor. Contudo é bom ficar atenta a um detalhe importante: nem sempre uma candidata cheia de cursos e muito capacitada será a ideal. Às vezes, uma pessoa que não tem um currículo repleto de cursos, mas em compensação adora crianças e está disposta a aprender sobre primeiros socorros, cuidados com alimentação e higiene, pode ser uma candidata melhor.

Pré-requisitos da candidata

- Higiene pessoal.
- Cuidados com a saúde.
- Hábitos de higiene em geral.
- Noções do pós-parto.
- Noções de psicologia infantil.
- Organização de roupas, brinquedos e utensílios do bebê.
- Rotina diária.
- Organização, administração e segurança de medicamentos.
- Saber evitar e lidar com acidentes domésticos.
- Saber como proceder em emergências.
- Cuidados dentários.
- Noções sobre alimentação.
- Noções sobre desmame.

Como foi o primeiro impacto?

A profissional é supercompetente, preenche todos os quesitos, mas falta um detalhe: não houve empatia. Alguma coisa não bateu? Pense muito bem antes de contratar essa pessoa, pois a convivência de vocês será diária, e nada pior que viver sob o mesmo teto com alguém com quem você não se sinta à vontade.

Como são os hábitos pessoais e de higiene dela? Você pode estar se perguntando: *Mas como vou saber isso se nunca convivi com essa pessoa?* Durante a entrevista, observe se os cabelos, as roupas e as unhas estão limpos.

Pergunte se ela fuma, pois nesse caso estará desabilitada a trabalhar com bebês: a não ser que fume fora do horário de trabalho, isto é, nas suas folgas e fora de sua casa.

Como é o temperamento dela? A personalidade dela é compatível com a sua? Ela parece se comunicar bem, tem bom humor? É muito tímida e quase não sorri? Preste atenção a esses detalhes também.

Ela tem referências? Verifique as referências das possíveis finalistas. Seja detalhista e rigorosa. Não aceite simplesmente referências de familiares ou amigos da candidata. Deixe claro o modo como você gostaria que ela cuidasse do seu filho: horários, folga e todos os detalhes da rotina da casa. Preestabelecer essas condições antes de contratá-la evitará aborrecimentos futuros.

Além disso, assim que optar por uma profissional, não deixe seu filho sozinho com ela logo de cara. A primeira semana deve ser de adaptação e propícia para perceber suas qualidades e defeitos.

Fique tranquila

A babá é uma auxiliar da mãe e não uma substituta: uma pessoa que, sendo capacitada, irá apenas complementar e ampliar o papel que, nos primeiros anos da criança, cabe aos pais desempenhar. Portanto, a relação entre mãe e babá deve ter suas delimitações para que a criança viva num ambiente harmônico e saudável.

Muitas vezes as mães, principalmente as que trabalham fora, ficam receosas de os filhos se apegarem mais à babá que a elas. Mas isso só vai acontecer se a mulher deixar que a profissional a substitua. A mãe, mesmo que passe muitas horas longe do filho, garante seu espaço estando presente nas ocasiões importantes, como o primeiro banho, os primeiros passos, e dando mais atenção à criança nos dias de folga. A relação entre mãe e filho deve ser cultivada dia a dia, com muita atenção e carinho.

Como escolher um berçário

Se na volta ao trabalho, depois de pensar muito, você decidiu deixar seu bebê num berçário, é hora de fazer uma minuciosa pesquisa para encontrar o que há de melhor para seu filho. Seguem algumas sugestões para auxiliá-la nessa tarefa.

Para iniciar a escolha, alguns pontos são fundamentais, como: a localização, a higiene, as instalações e o número e a qualidade dos profissionais responsáveis pelas crianças. Além disso, é importante observar a quantidade e o tipo de atividade reservada aos pequenos, especialmente os de mais de 1 ano. A comida e a forma pela qual ela é preparada são itens que também devem ser questionados.

Mas não são apenas as questões físicas e materiais que devem ser avaliadas. A atenção, o carinho e a paciência dos funcionários para com a criança são tão importantes quanto as instalações do local. Afinal de contas, seu filho vai passar a maior parte do tempo na escolinha e precisa de toda a atenção necessária.

- **Instalações:** Locais inadequados prejudicam a saúde e o desenvolvimento da criança. De preferência, o berçário deve ficar longe de ruas muito movimentadas. O ambiente tem que ser claro e alegre, bem ventilado e sem umidade. O espaço não precisa ser grande, mas deve permitir que a criança se movimente com segurança.
- **Atividades:** As atividades devem estimular os cinco sentidos: visão, audição, olfato, paladar e tato. Para isso, os brinquedos são fundamentais, além, é claro, da supervisão de um profissional de educação, que deve adaptar as brincadeiras a cada faixa etária.

- **Profissionais:** Na hora da escolha, a mãe deve valorizar o aspecto emocional. O profissional bem preparado é um aliado no desenvolvimento da criança. E esse profissional é quem dará as primeiras orientações a ela. O ideal é que o berçário siga um projeto pedagógico. É interessante verificar também qual o número de crianças para cada profissional. O desejável é ter um funcionário para cada três bebês, no máximo.
- **Higiene:** Além de um ambiente aconchegante, a criança precisa se desenvolver num local limpo e agradável. Verifique os banheiros e a cozinha, dois pontos em que a higiene é importantíssima para garantir a saúde dos pequenos. A higiene dos funcionários também deve ser observada; afinal, eles terão contato direto com seu filho.
- **Alimentação:** A conservação dos alimentos deve ser rigorosa. O cardápio deve ser balanceado e preparado por um nutricionista. A mãe deve receber o cardápio todo mês.

Lembre-se de que, por melhor que seja o berçário, cabe aos pais o dever de cuidar dos filhos e educá-los. O berçário é um grande e forte aliado, mas não substitui em hipótese nenhuma a presença e o carinho da família.

Muitas mulheres, apesar de quererem ficar ao lado dos filhos o máximo de tempo possível, são obrigadas, pelo ritmo de trabalho, a procurar alternativas que tragam alegria para o bebê e tranquilidade para si próprias. Por essa razão falamos em babá e berçário: algumas das opções que podem facilitar seu retorno ao trabalho. Mas, se você é privilegiada e pode ficar bastante tempo ao lado do bebê, ótimo. Aproveite para estimular o lado afetivo dele, transmitindo-lhe tranquilidade e harmonia, e mantenha hábitos de troca de carinho, como, por exemplo, brincadeira a dois, massagem nas costinhas e orientação e estímulo da fala. Não se esqueça de manter um horário em que ele possa encontrar-se com outras crianças, pois esse convívio é importante para a criança aprender a trocar e dividir brinquedos, além de participar de brincadeiras.

A beleza 20 após o parto

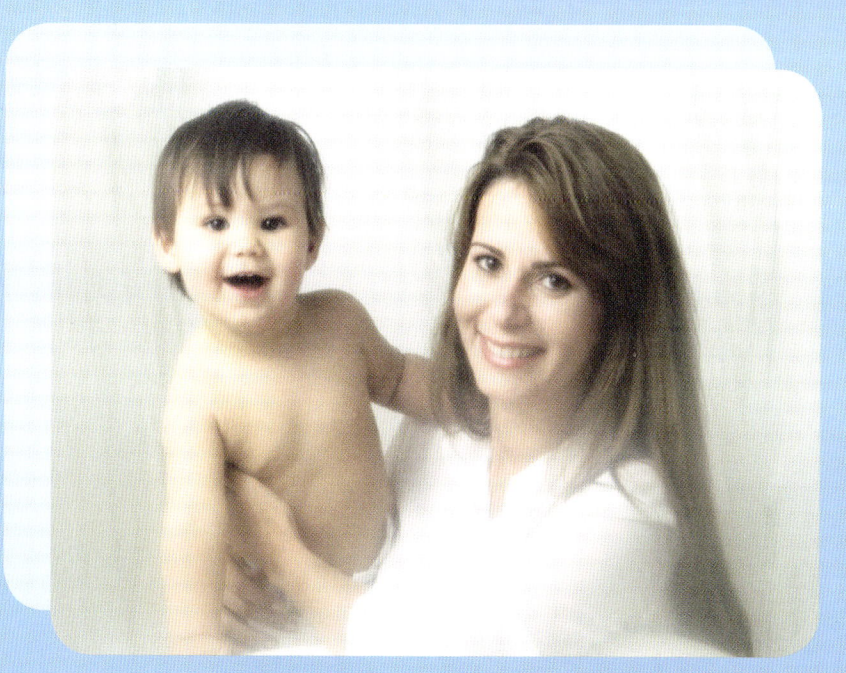

Dra. Carla e seu filho

Sempre bela

Após vários meses usufruindo um novo e privilegiado padrão de beleza, com inusitadas curvas e alguns quilinhos extras e aumento de circunferência, é chegada a hora de começarmos a luta para recuperar o que consideramos um corpo saudável e belo. Sim, saudável, pois não podemos esquecer que cada um possui seu próprio biótipo, ou seja, suas características genéticas, que podem ser melhoradas dependendo do que se faça para obter esse resultado. Ficar à espera de que o corpo volte à antiga forma, ou, pior, aproveitar a amamentação como desculpa para ficar acumulando quilos, com certeza não é a melhor solução.

Algumas mulheres possuem características genéticas invejáveis e conseguem manter um corpo escultural sem praticar atividades físicas em nenhum período da vida. Mas isso é raro, em especial nos dias de hoje, em que fatores como estresse e alimentação inadequada influenciam negativamente a aparência física e a saúde.

Acredite, eu realmente sei o que é um pós-parto, e sei também que nos primeiros dias nem sequer lembramos que existem os famosos padrões de beleza. No entanto também sei que se olhar no espelho ao voltar da maternidade, principalmente se for de corpo inteiro, é simplesmente desolador. Não cometa essa loucura. O ideal é esperar alguns dias para que o edema do seu corpo diminua e você se sinta mais tranquila em relação à sua imagem. Tudo pode ser resolvido, acredite: só depende de você.

Cuidados especiais

Como seguir uma boa orientação alimentar (ver o capítulo "A dieta ideal") que seja saudável para meu bebê e não seja inadequada para mim? Se você está amamentando (o que é esperado), pode começar cortando aqueles docinhos que se permitiu no final da gestação, e beba muita água. Será um bom começo. Uma dieta rica em fibras, proteínas e com menor quantidade de carboidratos é a apropriada agora.

Rosto

Levante o astral

Após o parto, uma vez estabelecida a nova rotina de amamentação, banhos, trocas de fraldas, é muito comum a mulher se olhar no espelho e deparar com olheiras e uma fisionomia cansada e abatida. Se durante a gravidez houve surgimento de cloasmas (manchas marrons na pele), a situação parecerá ainda pior. De repente toda aquela beleza da gravidez se evaporou, deixando-a diante das novas responsabilidades exigidas pela maternidade, do cansaço pelas noites maldormidas, dos cuidados com o lar e as outras pessoas da família. A par disso há também, é claro, a volta ao papel de mulher, o desejo de recuperar a forma anterior à gravidez... Pele bonita, corpo esbelto e segurança parecem ser requisitos fundamentais neste momento. O que fazer?

Calma! Você não é mágica, não pode fazer tudo ao mesmo tempo. Vamos estabelecer uma lista de prioridades com alguns cuidados básicos nesse início.

O estado da sua pele depende da atenção que você lhe dispensou, do seu modo de vida, das precauções que tomou em relação ao sol, de fatores genéticos e da idade.

Uma pele oleosa é diferente de uma pele seca, que por sua vez tem características diferentes de uma pele mista.

- **Pele oleosa:** É comum a queixa de excesso de brilho, poros dilatados, pontos pretos e, em alguns casos, acne. A grande vantagem é que são peles mais resistentes às rugas finas.
- **Pele seca:** A queixa de pele esticada é a mais comum no consultório. Em compensação, os poros são fechados: na verdade, quase imperceptíveis. É fina, áspera e geralmente sem brilho. Infelizmente, tende a apresentar rugas ao redor dos olhos (pés de galinha) e dos lábios, principalmente em quem é fumante.
- **Pele mista:** É o tipo de pele mais comum. A zona T (testa, nariz e queixo) apresenta maior oleosidade e brilho com o passar do dia.

Cuidados básicos

- Faça uma limpeza diária com produtos em forma de loção ou emulsão, de acordo com seu tipo de pele.
- Tonifique-a com produtos que não sejam irritantes e cuja formulação, de preferência, não possua álcool.
- Procure um esfoliante de grânulos finos e use-o três vezes por semana, sem agredir a pele, com movimentos circulares e suaves. Isso ajudará a remover as camadas de células mortas do seu rosto.
- Não deixe de usar um creme para a região dos olhos. Existem bons produtos no mercado, mas seu médico

pode solicitar a manipulação de produtos específicos para olheiras, que irão atenuar-lhes a coloração (vitamina K a 1%). Use-o pela manhã e à noite, fazendo movimentos circulares e suaves.

- O filtro solar é indispensável e, em alguns casos, pode ser manipulado com substâncias hidratantes, como ácido hialurônico e vitamina C. O fator de proteção necessário é no mínimo 15. Use-o duas vezes ao dia.

O ideal é fazer uma avaliação médica e escolher alguns produtos que melhorem a qualidade da pele. O ácido glicólico atua de forma segura e eficaz nos casos de manchas e deve ser formulado em uma porcentagem ideal para você. Além de melhorar a qualidade da pele, atua na hidratação.

Produtos como alfa-hidroxiácidos, vitaminas E e C são ideais para peles mistas e oleosas (evite vitamina C em concentrações elevadas). Seu uso contínuo promove uma leve esfoliação, melhora a hidratação e aumenta a firmeza da pele.

Já o ácido retinoico é mais indicado para peles oleosas, pois proporciona uma textura fina, diminui a dilatação dos poros e equilibra a oleosidade, atuando assim no controle da acne. Seu uso deve ser orientado por um médico, e não é indicado se você estiver amamentando. Ele combate o envelhecimento da pele e deve ser usado em porcentagem adequada a cada pele. É muito importante o uso concomitante de filtro solar, já que sob o sol o ácido retinoico pode provocar manchas na pele.

- **Microcorrentes:** É uma técnica que estimula a produção de colágeno e elastina, além de promover a penetração de nutrientes, como complexos vitamínicos, na pele. Consiste na utilização de pequenos estímulos elétricos indolores que melhoram a qualidade da pele, dando-lhe tonicidade e firmeza. Os efeitos são percebidos em algumas sessões (o ideal são cinco sessões) e duram por um período de seis meses.

- *Cool touch*: *Laser* que atua na camada interna da pele, estimulando a produção do colágeno. Usado no tratamento de rugas finas na região dos olhos, lábios e olheiras, melhora a coloração do local. A aplicação é feita uma vez por mês.
- *Peelings* superficiais: Agem na camada superficial da pele, promovendo uma leve descamação que beneficia a hidratação. Melhoram as manchas e a viscosidade, dando à pele um aspecto saudável.

Tratamentos para após a amamentação

Botox

Realizado por médicos, esse método consiste na aplicação da toxina botulínica, que imobiliza temporariamente a musculatura da região periorbital (pés de galinha) e da testa. Também pode ser empregado no pescoço, mas, para que se obtenha um bom resultado, é importante que seja aplicado na fase inicial da flacidez.

Implantes

Existem dois tipos de implantes, os definitivos e os temporários, e tanto uns como outros podem ser usados nos sulcos nasogenianos, nos lábios e no "bigode chinês".

- Definitivos: São comumente empregados em sulcos ou vincos mais profundos. Colocados com critério num plano profundo, exigem uma técnica de aplicação perfeita. São eles o artcoll e o metacril.
- Temporários: São utilizados com muita frequência pela tranquilidade do procedimento. Duram cerca de seis meses, como o ácido hialurônico. O perlane possui uma duração maior, de aproximadamente um ano.

O que é cloasma?

Na verdade o cloasma (ou melasma, como também é conhecido) são grandes manchas castanhas que geralmente ficam localizadas nas bochechas, na testa e no buço (lábio superior). Costuma surgir na gravidez e em pacientes que usam anticoncepcional ou fazem tratamento hormonal, e pode aumentar com a exposição ao sol. O cloasma superficial (epidérmico) tende a desaparecer espontaneamente em alguns casos. O que atinge camadas mais profundas (dérmico) é mais resistente e tende a aumentar com o tratamento inadequado ou a exposição ao sol. É necessário acompanhamento médico.

O que fazer?
Hoje existem bons tratamentos para o cloasma, que utilizam ácidos e substâncias clareadoras. A dosagem e as recomendações médicas vão variar de acordo com o tipo de mancha e o tipo de pele.

Após alguns meses de tratamento podemos observar bons resultados; porém para tanto é necessário evitar a exposição solar e nunca esquecer o uso de filtro solar com fator de proteção de, no mínimo, 25. Em algumas mulheres, com a queda hormonal que se verifica alguns meses após o parto, a mancha desaparece.

É importante informar ao médico se você está amamentando, pois algumas substâncias não podem ser usadas nesse período.

Peeling
É um tratamento médico realizado em consultório com a finalidade de causar uma descamação que pode remover manchas e rugas, eliminando células mortas, renovando as camadas superficiais da pele e estimulando a síntese do colágeno (substância que dá sustentação à pele). Os *peelings* podem ser:

- superficiais;
- médios;
- profundos.

Hoje existem muitos *peelings* disponíveis em consultórios médicos, cabendo ao médico indicar o melhor tratamento para seu tipo de pele.

* *Peeling* de ácido glicólico: Trata-se de um método muito utilizado. Classificado como um *peeling* superficial, pode ser usado na concentração de 70% a 100%. Ideal para peles jovens, sua finalidade é a renovação celular. Não é muito bom no tratamento de manchas por ter um resultado lento. Raramente causa descamação visível.
* *Peeling* de ácido retinoico: Excelente no tratamento de peles oleosas e com acne, é realizado em consultório. O médico faz um desengorduramento da pele com uma substância própria, passando um creme com concentrações do ácido que podem variar de 2% a 5%. O paciente vai para casa com esse creme (que um tempo atrás era amarelo e hoje existe em tom de pele). Após algumas horas, o paciente lava o rosto com água e mantém uma rotina de filtro solar e hidratação.

  A desvantagem desse *peeling* é a dificuldade de realizá-lo no verão ou em lugares com temperaturas elevadas, pois é fotossensível, o que significa que pode manchar o rosto facilmente. Causa descamação intensa, sem formação de crosta. Para obtenção do resultado ideal são necessárias algumas sessões. Não pode ser realizado durante a amamentação ou em pacientes gestantes.
* *Peeling* de ácido tricloracético tamponado (*Easy peel*): De média profundidade, pode ser utilizado na camada mais profunda, de acordo com a indicação médica. Indicado para todos os tipos de pele, pode ser realizado em qualquer época do ano, é excelente no tratamento de manchas e acne, além de proporcionar bons resultados no tratamento de rugas superficiais e no aumento da produção de colágeno. Costuma ser aplicado em consultório médico, pois não necessita de nenhum tipo de sedação ou anestesia. Provoca uma descamação entre média e intensa, dependendo da penetração escolhida, e pode ser utilizado na pálpebra inferior, sendo muito efetivo no clareamento de manchas marrons nas olheiras. Não

pode ser feito em gestantes e em pacientes que estejam amamentando.

Peeling "Amelam": É um tratamento à base de ácido kójico, arbutim e uma enzima chamada quimiotripsina, que ativa a despigmentação, acelerando assim o clareamento das manchas. A grande vantagem desse *peeling* é que, além de ele poder ser realizado em qualquer época do ano, você não precisa interromper suas atividades diárias. Feito em consultório médico, não causa dor, queimação ou qualquer incômodo. Você vai para casa com o produto no rosto e pode lavá-lo três horas depois. Requer o uso de um creme por um período de trinta dias. Filtro solar é sempre indispensável.

Laser

Os tratamentos a *laser* estão em plena evolução. Mas, quando o assunto são manchas, os resultados têm sido frustrantes. Em alguns pacientes, dá-se uma aparente melhora imediata, seguida de piora das manchas marrons depois de algumas semanas. Recentemente, o *cool touch* apresentou bons resultados no caso de rugas finas, clareando a região tratada, não atuando, contudo, sobre os cloasmas.

Bronzeamento

Bronzeamento natural: como evitar problemas com o sol

O melhor horário para frequentar a praia ou para banhos de sol é antes das 11 da manhã ou após as 15 horas. A permanência não deve ultrapassar os trinta minutos diários. Mesmo na sombra ou em dias nublados, os riscos são praticamente os mesmos. Embora possam parecer inofensivos, os raios de sol costumam ser implacáveis com a pele. Se quiser evitar as manchas, não se exponha desnecessariamente ao sol.

Outro ponto: nunca confie cegamente em guarda-sóis e sombreiros, pois os raios solares refletem-se na água, no concreto e na areia, muitas vezes causando queimaduras de maior intensidade do que se você estivesse completamente exposta ao sol. Toda vez que for à piscina, à praia ou a um passeio, providencie o seguinte *kit*:

- filtro solar;
- chapéu ou boné;
- guarda-sol.

A escolha do filtro solar

Dê preferência aos produtos conhecidos e de boa qualidade. Peça uma dica ao seu médico. A formulação deve ser hipoalergênica. Use somente produtos adequados para seu tipo de pele. No caso de pele com propensão a acne e/ou oleosa, prefira os *sprays*, as loções sem óleo (*oil free*) ou os géis.

É importante que o produto ofereça proteção contra raios UVA, UVB e UVC (que são os raios ultravioleta que causam danos à pele).

- **Radiação UVA:** Não provoca queimaduras, porém atinge a camada mais profunda da pele, destruindo as fibras de colágeno e elastina.
- **Radiação UVB:** É o principal responsável pelas queimaduras solares.
- **Radiação UVC:** São os raios que causam os maiores danos à pele.

Todos esses raios são prejudiciais, provocam o envelhecimento precoce, o surgimento de manchas, queimaduras e câncer de pele. Nossa única proteção natural contra eles é a camada de ozônio.

O fator de proteção solar (FPS) deve ser, no mínimo, 25. Caso pratique hidroginástica ou natação em piscinas abertas, dê preferência a FPS mais elevados, como 30, e à prova d'água.

Se deseja experimentar uma nova marca, faça o seguinte: aplique um pouco em algumas regiões do corpo (antebraço ou batata da perna) e deixe por trinta minutos. Esse curto intervalo será suficiente para saber se você possui ou não alergia ao produto.

IMPORTANTE
Na neve, os cuidados são os mesmos, pois os raios solares se refletem na neve com uma intensidade muitas vezes superior à de sua incidência na praia.

Maneira correta de usar o filtro solar

- **Regra 1:** Passe uma camada uniforme em toda a pele pelo menos trinta minutos antes de se expor ao sol. Isso dará tempo para que o produto penetre e ofereça proteção. Espalhando-o uniformemente, você evitará que algumas regiões adquirem tonalidades diferentes, além de possíveis queimaduras.
- **Regra 2:** Mesmo produtos com FPS à prova d'água devem ser reaplicados após cada mergulho. A proteção pode ficar comprometida caso o tempo de permanência na água seja maior do que o indicado no rótulo ou caso haja transpiração excessiva.

Seguindo essas regras simples, será possível evitar os efeitos negativos do sol, como cloasmas, estrias (o ressecamento da pele do abdome é a principal causa da ruptura da pele, formando as estrias) e fotoenvelhecimento (envelhecimento da pele causado pelo sol), além de câncer de pele.

A chamada *cor de bronze* foi considerada durante muito tempo sinônimo de saúde. Hoje esse paradigma começa a mudar, pois cada vez mais as pessoas estão se conscientizando do mal que isso pode causar à pele. Com tudo isso, você ainda quer arriscar?

Autobronzeantes

Você acha lindo um corpo bronzeado e não pode viver sem ele? Então sugiro que use um método seguro, que não cause fotoenvelhecimento. Você pode aprender a maneira correta de fazer uso desses produtos, que atualmente evoluíram muito e estão nas prateleiras em várias marcas e tons. Com certeza existe um que é ideal para você.

Uso correto

- Procure fazer uma boa esfoliação no corpo, para uniformizar a pele e retirar as células mortas.
- Se você gosta de dourar os pelos ao sol, a hora de usar um descolorante é agora, logo após a esfoliação.
- A aplicação deve ser feita em um momento tranquilo, em casa, por você ou de preferência com a ajuda de alguém que possa espalhar o produto adequadamente nas suas costas.
- Não interrompa a aplicação, pois correrá o risco de manchar a pele.
- Tenha cuidado ao aplicar o produto nos cotovelos, joelhos e tornozelos, pois a pele dessas regiões pigmenta facilmente e pode ficar mais escura do que o resto do corpo.
- Não se esqueça de passar no dorso das mãos, caso contrário ficarão diferentes do tom do braço.
- Espere aproximadamente vinte minutos para vestir a roupa; o ideal é ficar sem nenhuma peça nesse período.
- Nunca se esqueça de lavar as mãos após a aplicação, pois, caso esqueça, podem ficar amareladas.

O tom pode variar de dourado até um moreno mais intenso. O ideal é reaplicar a cada três ou quatro dias, para manter o bronzeado. Não aconselho o uso no rosto, pois acentua algumas manchas que você possa ter. Nesse caso é melhor optar por bases líquidas em tons bronze, que ficam naturais e muito bonitas.

Desvantagens

- Alguns produtos possuem cheiro forte de coco, que permanece no primeiro dia, desaparecendo somente após o banho.
- Dependendo da marca, podem manchar sutiãs e calcinhas.
- O trabalho de passar às vezes desanima.

> **DICA**
> Usar autobronzeantes é melhor do que se expor às radiações solares. E não se esqueça de usar o filtro solar, pois esse bronzeado na verdade é um pequeno truque de beleza.

Bronzeamento artificial

Realmente você pode em poucas horas conseguir um bonito bronzeado, mas as câmaras que possuem radiação concentrada ainda me preocupam, porque podem provocar manchas (fotoenvelhecimento) e câncer de pele.

Dependendo da forma pela qual for utilizado, pode ser melhor do que se expor ao sol do meio-dia e repetir isso por vários dias durante uma semana de férias.

Cautela em relação às radiações solares é sempre bom. Meu conselho nesse sentido é que você se proteja, pois no futuro ficará muito feliz com os resultados.

Pernas e glúteos *versus* celulite

As mulheres convivem com uma indesejável e implacável inimiga: a celulite. Ela é democrática: atinge todas as classes sociais, todas as etnias e quase todas as faixas etárias. Também não escolhe o tipo físico: muitas mulheres magras, ao notarem seus primeiros sinais, sentem-se inconformadas. E com razão. Nem mesmo as adolescentes são imunes a ela. E se estiver associada a uma vida sedentária, dieta irregular e falta de cuidados, muitas vezes se somará à flacidez e gordura localizada, o que dificultará bastante o tratamento. Então, não há por que esperar! Comece hoje mesmo uma disciplina de atividades físicas e tratamentos. Antes vamos saber o que é, o que a provoca e principalmente como evitá-la e tratá-la.

Fatores que concorrem para o aparecimento da celulite:

- genéticos;
- hormonais;
- vasculares;
- estresse;
- tabagismo;
- sedentarismo;
- distúrbios alimentares;
- gravidez.

Existem várias causas para o surgimento da celulite em gestantes, principalmente nos membros inferiores. O aumento excessivo de peso e o sedentarismo provocam o surgimento da celulite nos braços e no dorso. Além disso, a ampliação dos níveis de estrógeno e progesterona e suas constantes variações e ainda o aumento da capacidade de retenção hídrica levam a uma dificuldade circulatória seguida de edema.

Mas, afinal, o que é celulite?
Esse termo já está sendo mudado, por não reproduzir o significado real do problema. Compõe-se da terminação *-ite*, que significa processo inflamatório. O termo científico correto é hidrolipodistrofia ginoide crônica, que ao pé da letra quer dizer um descontrole de água e tecido orduroso no organismo. Pode ser encontrada em vários graus:

- **Grau I:** Quando os furinhos só são vistos ao se comprimir a pele: por exemplo, num cruzar de pernas. Se o tratamento for iniciado assim que ela for identificada, podem-se obter excelentes resultados (até sua total eliminação, dependendo da pessoa).

- **Grau II:** Os furinhos já são perceptíveis sem que haja qualquer compressão, muitas vezes acrescidos de ondulações. Nesse estágio já existe um comprometimento microcirculatório, podendo surgir também alguns vasinhos. Nesse caso o tratamento deve ser mais amplo, podendo-se obter uma melhora de 70% a 80%.
- **Grau III:** A pele tem aspecto de colcha de matelassê, com ondulações facilmente visíveis, evoluindo para um quadro de dor à palpação. Nesses casos as chances de resultados caem para algo entre 50% e 60%.
- **Grau IV:** Já existe um quadro de comprometimento vascular bastante elevado, apresentando prurido (coceira) e dor local espontânea e um aspecto de casca de laranja. E, em alguns casos, encontram-se depressões tipo capitonê. O quadro de comprometimento vascular é mais intenso, podendo apresentar vasinhos e/ou varizes. Os resultados são pequenos, com melhora de 10% a 15%.

Na realidade, o ideal mesmo é que o tratamento se inicie assim que for detectada a celulite, ainda em seu primeiro estágio (grau I). Dessa forma é possível deter a evolução do quadro, pois, como se trata de um processo crônico, a tendência é que aumente. Uma gestante que já tinha celulite antes terá, infalivelmente, aumento significativo do problema nesse período. Mas a boa notícia é que isso pode ser controlado, desde que ela siga orientações específicas para essa nova fase.

O que você pode fazer

- É importante que haja uma compreensão do que é celulite e do que pode agravá-la.
- Uma mudança nos hábitos alimentares é fundamental.

- Sedentarismo nunca mais (ver o capítulo "Atividades físicas").
- O excesso de sol pode agravá-la, além de não fazer bem à saúde.
- Cremes amenizam até 15% somente. Portanto, é fundamental que se programem outros tratamentos para essa fase.
- Beber muita água é importante: no mínimo 2 litros ao longo do dia.
- Evitar o aumento de peso.

Tratamentos que lhe trarão benefícios

Todos os cuidados são de grande importância nessa fase, pois podem representar um benefício especial para a mamãe e o bebê. Se seguir uma dieta especial balanceada, realizar atividades físicas e fizer uso de cremes especificamente manipulados, você garantirá um controle da evolução do problema e uma gestação tranquila e feliz, além de manter sua autoestima.

Existem tratamentos estéticos que podem trazer bons resultados. Confira os que você pode fazer:

- Drenagem linfática: É uma massagem que estimula todo o sistema linfático. Utiliza movimentos que vão da cabeça aos pés. Atua profundamente na microcirculação, favorecendo a eliminação de toxinas e líquidos. Além do alívio no quadro de congestão das pernas, a celulite estará sendo tratada. É importante que seja realizada por fisioterapeuta ou profissional devidamente especializado.
- Dermotonia: Método não invasivo criado na França. Por não emitir nenhum tipo de estímulo elétrico ou ultrassônico, é o mais indicado para gestantes logo após o parto. É executado por um aparelho que possui um cabeçote com oito pequenas microesferas que rolam em torno do próprio eixo. Por meio de movimentos específicos de

aspiração controlada, atua na circulação, melhorando as trocas metabólicas (oxigenação) e o tônus muscular, além de soltar e descongestionar os nódulos de celulite: deve ser acompanhado por um fisioterapeuta treinado.

Tratamentos para depois da amamentação

Existem outras técnicas que podem ser utilizadas após a amamentação. Algumas delas devem ser aplicadas exclusivamente por médicos:

- Intradermoterapia: Técnica francesa que consiste em injetar medicamentos selecionados de acordo com cada paciente por meio de microinjeções. Pode ser usada no tratamento de celulite e gorduras localizadas, além de melhorar a flacidez tissular (relativa ao tecido). É fundamental que seja realizada por médicos, pois as substâncias utilizadas possuem inúmeras finalidades e devem ser ministradas de acordo com sua saúde ou os medicamentos que você esteja usando. Esses princípios são fundamentais para a sua segurança e para o bom resultado do tratamento.
- Hidrolipoclasia: Associação de intradermoterapia com ultrassonografia. Utilizada no tratamento da gordura localizada, tem bom efeito em culotes. Costuma-se fazer dez sessões, que podem ser repetidas dependendo da necessidade.
- Lipodissolução: Utiliza um medicamento escolhido pelo médico de acordo com a quantidade de gordura e o tipo de consistência. Técnica eficiente, atua dissolvendo a gordura localizada, que se quebra em partículas pequenas, eliminadas posteriormente do organismo pelas fezes e pela urina. Costuma ser associada à dermotonia ou à drenagem linfática e, em alguns casos, ao ultrassom.
- Lipoaspiração: É fundamental que seja indicada com propriedade, pois trata-se de uma cirurgia e, como tal, requer

os mesmos cuidados no pré e no pós-operatório. Não deve ser utilizada como método de emagrecimento. Propõe-se a retirar gordura localizada resistente a dieta, atividades físicas e outros tratamentos estéticos. Consiste na aspiração da gordura por meio de cânulas finíssimas que são introduzidas na pele. Pode ser realizada em várias partes do corpo, e é ideal para culotes volumosos. Mães recentes só devem pensar nisso um ano após o parto, que é o tempo ideal para que o corpo retome suas características.

Subcisão: Técnica de preenchimento que consiste na introdução de uma agulha fina com uma pequena lâmina de bisturi na ponta, que irá descolar o processo fibrótico local que causa a depressão. É realizada em ambiente ambulatorial com anestésico local. O número de sessões pode variar de um a três, de acordo com a depressão. Geralmente deixa um hematoma na região, que deve desaparecer em torno de dez a quinze dias. Essa técnica só pode ser utilizada em graus avançados de celulite.

IMPORTANTE

Todos esses tratamentos são médicos, e você deve tomar algumas precauções antes de optar por qualquer um deles:

- Exija sempre que sejam feitos por um médico.
- No caso de intradermoterapia, procure informações sobre o profissional na Sociedade Médica Brasileira de Intradermoterapia.
- No caso de lipoaspiração, dirija-se à Sociedade de Cirurgia Plástica.

Há também várias técnicas que são aplicadas por clínicas médicas especializadas:

Dermotonia: Faz uma drenagem linfática profunda além de ajudar a redistribuir a gordura, facilitando sua eliminação. Como já vimos, é fundamental no descongestionamento dos nódulos de celulite.

- **Drenagem linfática manual:** A drenagem é essencial para que o tratamento tenha um bom resultado. Realizada manualmente de forma suave e delicada, visa estimular o sistema linfático responsável pela eliminação das toxinas e ativa a microcirculação, conforme já foi dito. Aumenta a diurese, o que é ótimo nesse período. Claro que é necessária uma boa hidratação oral (no mínimo 2 litros de água por dia).
- *Linfoderm*: Técnica que utiliza um aparelho computadorizado, no qual é programada a intensidade da compressão de uma espécie de calça que vai até a cintura. Atua com movimentos programados, intensificados nas regiões mais necessitadas. É importante que o esteticista faça a abertura da cadeia ganglionar cervical e inguinal. O resto é feito pelo aparelho. Também pode trabalhar os braços em caso de celulite e gordura localizadas nessa região.
- **Ultrassom 3 MHz:** Esse aparelho quebra as células de gordura (adipócitos). É importante que seja associado com a intradermoterapia, a lipodissolução ou a hidrolipoclasia, além das drenagens com dermotonia ou manuais.
- **Eletroestimulação:** Atua de forma intensa na musculatura, estimulando grupos musculares específicos que geralmente são mais difíceis de ser trabalhados com exercícios físicos. A corrente farádica realiza movimentos que vão de contração a torção muscular, os quais, além de tonificar, ajudam na queima de gordura dessa região.

O que são estrias?

São linhas finas, frágeis, brilhantes e de coloração acinzentada. Em peles morenas podem apresentar coloração branca ou arroxeada.

Quando surgem, são avermelhadas e vão descolorindo gradualmente até se tornarem esbranquiçadas (estrias nacaradas).

Muitas vezes são consideradas uma espécie de cicatriz, mas não possuem o tecido fibrótico que caracteriza esta. Na realidade, trata-se de uma ausência de tecido, já que são causadas pela ruptura da pele, que se distendeu além de sua capacidade normal.

Principais causas

- **Predisposição genética:** A elasticidade do tecido (pele) e a tonicidade dependem das características genéticas de cada um.
- **Fatores hormonais:** O aumento dos hormônios femininos (progesterona e estrógeno) pode fragilizar as fibras de colágeno e elastina. O mesmo pode ocorrer com quem necessita realizar algum tratamento utilizando doses altas de corticoide.
- **Musculação excessiva:** Em casos de hipertrofia muscular, com uso de peso em excesso. Nos homens, as principais regiões atingidas são: região lombar, braços (perto dos ombros) e, em alguns casos, joelhos.
- **Aumento ou perda de peso excessivo ou rapidamente (efeito ioiô):** Responsáveis por uma grande quantidade de estrias e flacidez, principalmente em mulheres. Em determinados casos, a única solução é a cirurgia plástica.
- **Gravidez:** Em geral surgem no oitavo mês e podem aumentar nos últimos dias da gestação. As principais regiões atingidas são abdome inferior e mamas. Dependendo do peso adquirido durante essa fase, aumentam-se os riscos de adquiri-las e as áreas atingidas. Em alguns casos, todo o tecido do abdome chega a se romper. Algumas mulheres que ultrapassam muito o peso ideal para sua estatura e estrutura física podem apresentar estrias nos braços, na face interna da coxa, no dorso etc.

Como evitar?

Infelizmente fatores genéticos e hormonais podem acelerar o surgimento das estrias, entretanto alguns cuidados previnem seu aparecimento na gestação:

- Controle seu peso.
- Pratique atividades físicas.
- Siga uma dieta elaborada especialmente para a gestação, que seja rica em vitaminas A, C e E, importantes na formação do colágeno.
- Mantenha a pele hidratada com óleos e cremes apropriados.
- Evite roupas apertadas, que dificultem a circulação local.
- Atenção aos cuidados diários.
- Evite o sol.

Como tratar?

Com todo o avanço da medicina, ainda não existe um tratamento que elimine as estrias. Alguns podem oferecer uma melhora satisfatória. O importante é procurar o mais rápido possível uma ajuda especializada assim que estiver se sentindo bem, após o parto. Quanto mais cedo você procurar tratar as estrias, melhor será o resultado.

As violáceas ou vermelhas são estrias recentes e respondem bem aos tratamentos, pois ainda possuem uma vascularização local com boa capacidade regenerativa.

As esbranquiçadas ou peroladas geralmente são antigas e oferecem resistência aos tratamentos. Podem melhorar, mas não vão desaparecer.

Conheça abaixo alguns tratamentos:

- **Ácido retinoico:** Mesmo o tratamento domiciliar deve ser feito de preferência com acompanhamento médico. As altas concentrações do ácido estimulam o crescimento de novos vasos sanguíneos dérmicos e promovem a restauração do colágeno e da elastina. A aplicação é feita à noite, antes de dormir, bem no local da estria, sendo necessária toda a precisão possível. Durante o tratamento, qualquer exposição ao sol é contraindicada. Sempre que necessitar se expor, use filtro solar.

- *Peelings:* Existem vários, mas é muito utilizado o de ácido glicólico a 70%, sendo um procedimento médico aplicado semanalmente. Muitas vezes, aplica-se em conjunto o ácido retinoico em casa. É indolor, e são realizadas dez a vinte sessões.
- *Cromopeel:* Peeling realizado em consultório médico à base de resorcina e ácido salicílico, provoca descamação local e estimula a pigmentação (na estria), melhorando a coloração e diminuindo a largura da estria.
- *Intradermoterapia:* Consiste na aplicação de medicamentos eutróficos, como a vitamina C, que estimulam a síntese de colágeno e elastina, contribuindo positivamente para a melhora do quadro. O tratamento é feito por meio de pequenas injeções subcutâneas, com agulhas muito finas. É imprescindível que sejam feitas mais de dez sessões. Resultados promissores variam de acordo com a idade das estrias. Quanto mais antigas, mais lento o resultado.
- *Microdermoabrasão:* Técnica que utiliza um aparelho com microcristais de alumínio, que, aplicado sobre as estrias, causa uma esfoliação acentuada no local. A irritação provocada estimula a formação de novas fibras de colágeno. Os resultados são melhores em estrias brancas. A aplicação deve ser cautelosa em peles morenas. Costuma ser dolorida e necessita de anestesia local. De acordo com o tipo de pele, o tratamento leva de dez a vinte sessões.
- *Subcisão:* Essa técnica utiliza uma agulha especial com uma pequena lâmina cortante na ponta, que será introduzida na estria, liberando a fibrose local e estimulando o preenchimento da depressão. Indicada para estrias

antigas, com depressão local e coloração esbranquiçada; necessita de anestesia local e de duas a três sessões.

Laser: Não costuma apresentar bons resultados no tratamento das estrias como se poderia pensar no início. Em alguns casos pode melhorar a coloração e a depressão. É mais utilizado e obtém mais sucesso em telangiectasias (vasinhos).

IMPORTANTE

- Todos esses tratamentos têm como objetivo diminuir a largura da estria, melhorar sua coloração e estimular a regeneração celular, partindo sempre do princípio de que, por meio de uma irritação local, se provoca uma resposta curativa. Os resultados podem variar de excelente a insignificante, dependendo da idade das estrias e de sua quantidade. Procure orientação médica.
- Realize o tratamento mais indicado para o seu caso e utilize os serviços de um profissional experiente.
- Não tome sol durante o tratamento.

Mamas

Sutiãs

Usar sutiãs que proporcionem sustentação e apoio, evitar o uso de modelos que apertem e impeçam a circulação são cuidados que merecem muita atenção. Desde a escolha do tecido, que deverá ser preferencialmente de algodão, até a firmeza dos contornos para que possam suportar o peso dos seios, que, com a chegada do leite, aumentarão muito. Além disso, o corte do bojo deve possibilitar que os mamilos se voltem sempre para cima, evitando que se retraiam. Atualmente existem empresas especializadas em sutiãs para grávidas. Antes de efetuar a compra, observe se são adequados para manter a posição dos seios, se possuem alças resistentes, bojo confortável, elástico macio. Todos esses cuidados serão cruciais para o conforto e a saúde dos seios.

Amamentar deixa os seios flácidos?

É importante ressaltar uma coisa: *a amamentação não torna os seios flácidos*. Cada vez que a mulher oferece o seio ao bebê, está estimulando o corpo a retornar à sua forma normal. Isso acontece porque, toda vez que o bebê suga o seio, ocorre a produção de um hormônio chamado *citocina*, que ajuda a contrair o útero.

O retorno do útero ao seu tamanho normal contribui efetivamente para que o corpo volte à forma natural. Além disso, a amamentação previne o surgimento de patologias de mama, como abscessos ou câncer.

Não podemos nos esquecer do fator genético que define o formato das mamas e sua constituição, proporcionando ou não uma tendência maior à flacidez, além do aumento excessivo de peso.

Portanto, além de contribuir para o fortalecimento do vínculo afetivo da mãe com seu filho, amamentar é um ato de prevenção contra problemas futuros. Não importa a quantidade de leite: seja qual for o volume produzido, a mãe estará passando anticorpos para o bebê, aumentando assim as suas defesas.

O que fazer quando os seios diminuem após a gestação...

Hoje, com os cuidados relativos a alimentação, atividades físicas, cremes etc., muitas mulheres conseguem ter uma gestação tranquila, chegando à fase final com o peso adequado à sua altura e idade. Mas, passada a fase da amamentação, as mais exigentes observam pequenas diferenças que mesmo a dieta e os exercícios não puderam evitar, e deixam escapar uma frase comum: "Meus seios diminuíram!".

Muitas mulheres encaram esse fato com naturalidade. Outras querem solucionar o problema o mais rápido possível: afinal, os seios são uma das regiões mais sensuais e erógenas do corpo da mulher. Além da atenção voltada para a estética, devemos manter um cuidado especial no que diz respeito à saúde das mamas, já que se trata de uma região mais propensa ao surgimento de câncer. Você pode fazer o autoexame em casa, além de ser avaliada nas consultas periódicas ao seu ginecologista. Essas precauções são muito importantes, pois, como se sabe, descoberto precocemente, o câncer de mama é passível de cura.

Autoexame, faça sempre

Você poderá fazer essa avaliação mensalmente. O ideal é que seja aproximadamente oito dias após o período menstrual.

Diante do espelho, observe as mamas:

- Veja se o aspecto delas mudou.
- Eleve o braço e veja se alguma região do seio fica presa (retração).
- Observe se os mamilos estão perfeitos, sem ferimentos ou secreções.

Agora, deitada:

- Palpe as mamas, uma depois da outra, procurando alguma alteração (nódulos).
- Palpe também as axilas e verifique se têm caroços.

Se encontrar qualquer alteração, não se apavore: procure o seu ginecologista; ele fará o diagnóstico correto. Muitas vezes existem nódulos benignos, cistos etc. Mas não deixe de ir ao médico.

Prótese mamária

Técnica muito utilizada atualmente, há alguns anos não era muito aceita pelos médicos. Hoje inspira segurança em razão das modificações e dos avanços tecnológicos na fabricação das próteses, deixando médicos e pacientes tranquilos. Dependendo do caso, a prótese pode ser mantida por dez ou quinze anos: após esse prazo é necessário trocá-la.

É ideal para corrigir mamas que não apresentem excesso de tecido e pele. Realizada em hospital, com sedação seguida de anestesia local, a incisão é feita no sulco da mama (abaixo), na aréola ou na axila, variando de acordo com o formato do seio. Hoje geralmente se coloca a prótese mamária atrás do músculo peitoral para não dificultar o controle do câncer de mama por meio de palpação, ultrassonografia ou mamografia. Mas alguns cirurgiões preferem colocar na frente do músculo, que deixa o formato da mama mais bonito.

Existem vários formatos e tamanhos de próteses. Converse com seu médico e escolha a que for mais indicada para o seu caso.

Prótese de silicone *versus* amamentação

Atualmente podemos observar que inúmeras mulheres aderiram ao uso de próteses de silicone: ou seja, o aumento dos seios por meio de próteses específicas para essa parte do corpo. Dia a dia verifico no consultório o aumento do número de mulheres que, por causa da evolução da tecnologia na área médica, optaram por essa cirurgia, solteiras ou casadas, já tendo dado à luz ou não. Realmente, quando bem colocadas, as próteses de silicone não interferem na amamentação.

As próteses são colocadas abaixo do tecido glandular para não alterar a anatomia dos ductos nem comprimir em demasia as glândulas. O ideal é que essa cirurgia ocorra bem antes de uma gestação. Pude observar no consultório o caso de uma gestante que engravidou logo após a colocação de próteses mamárias (aproximadamente depois de três meses), o que fez com que seus seios duplicassem de tamanho em um espaço de tempo muito pequeno. Isso provocou o surgimento de estrias, fazendo-a passar toda a gestação inconformada. Por essa razão, escolha um bom profissional, que lhe indicará próteses de boa qualidade e de tamanho adequado ao seu biótipo.

As orientações para amamentação são as mesmas recomendadas para as gestantes que não fizeram colocação de próteses.

Quando o ideal é a cirurgia

As mulheres que já apresentavam mamas flácidas ou aumentadas antes da gestação sentem-se mais incomodadas após o nascimento dos filhos. Nesse caso, o ideal é procurar a orientação de um cirurgião, que indicará a melhor técnica, de acordo com o tipo de mama.

Existem várias técnicas. Eis algumas:

- **Incisão em T invertido:** Quando os seios são grandes e necessitam de correção de tamanho e da ptose (flacidez).
- **Incisão areolar:** Apresenta melhores resultados em mamas menores, nas quais será apenas corrigida a flacidez.
- **Incisão em L:** Utilizada em seios de tamanho médio, com bons resultados.

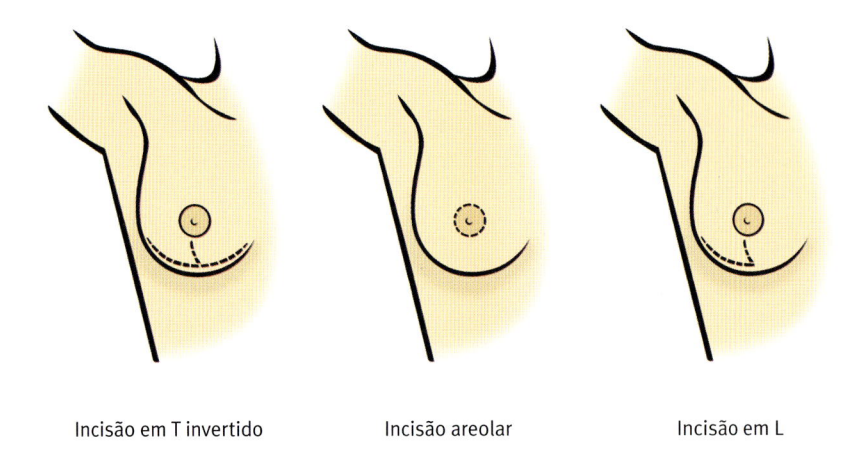

Incisão em T invertido   Incisão areolar   Incisão em L

Não fique preocupada com a perda da sensibilidade, que se dará apenas no início e geralmente quando a técnica utilizada fizer incisão (corte) nos mamilos. Após um período de aproximadamente quatro meses, a sensibilidade voltará ao normal.

É muito importante que a mulher saiba o momento de optar por uma correção cirúrgica, não esquecendo que muitas vezes ela pode não ser necessária. Caso você faça essa opção, siga algumas etapas:

- Não se assuste com o tamanho dos seios durante a amamentação: eles voltarão ao normal.
- Amamente seu bebê com tranquilidade; não suspenda a amamentação antes do tempo.
- Espere até que o leite deixe de ser produzido.
- Escolha um profissional de sua confiança.
- Converse com alguém que tenha feito essa cirurgia.
- Não se precipite.

Lembre-se de que, por melhor que seja seu médico, podem surgir problemas com a cicatrização. Mulheres morenas e negras podem ficar com cicatrizes elevadas (queloides). Uma boa dica é você observar sua cicatrização em outra região (a de uma cesariana, por exemplo).

Conheça melhor as mamas

A mama e a glândula mamária são formações da pele. Na mulher, a glândula mamária possui íntimas relações funcionais com os órgãos sexuais.

No recém-nascido, durante as três primeiras semanas, ela é relativamente grande por causa da influência dos hormônios maternos, e pode liberar algumas gotas de secreção.

Na infância, a glândula mamária cresce lentamente, mas, com o início da puberdade, acelera-se o seu desenvolvimento. Surge inicialmente um "botão", e para atingir a forma típica da mama feminina ocorre uma intensa deposição de gordura.

Na gravidez, há um grande crescimento dessa glândula, que se prepara para produzir leite. Ao término da amamentação, há uma diminuição da mama e um desenvolvimento maior do tecido conjuntivo. A rigidez das mamas depende da qualidade do tecido conjuntivo acima do músculo peitoral maior.

A glândula mamária sexualmente madura não produtora de leite

Cada lóbulo glandular tem um duplo lactífero, um túbulo epitelial ramificado com uma luz (saída) pequena, que em alguns recém-nascidos é inexistente. Seus ramos são separados uns dos outros por um tecido conjuntivo espessado em forma de botão nas extremidades. Abaixo da aréola mamária, a via lactífera se amplia para constituir o seio lactífero, que tem cerca de 1 a 2 centímetros de largura.

Após a ovulação, a glândula sofre um aumento em razão do desvio das vias lactíferas, que atingem seu ponto máximo, de 14 a 15 mililitros, antes da menstruação. Depois ela regride novamente até o dia do início do ciclo. Este é o motivo do inchaço nos dias que antecedem a menstruação.

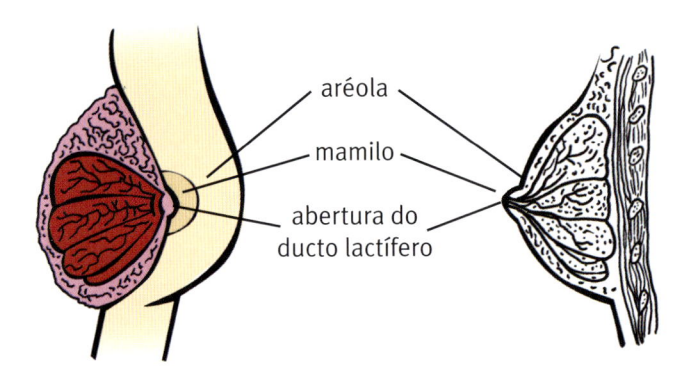

- aréola
- mamilo
- abertura do ducto lactífero

Quando ocorre a gravidez, os ductos lactíferos proliferam, o tecido conjuntivo é desviado para trás e a mama intumesce ou enrijece levemente. No quinto mês os botões terminais transformam-se em vesículas alveolares, e a glândula é intensamente vascularizada.

No nono mês inicia-se a formação de um líquido amarelo, chamado colostro, composto de gotículas de gordura e restos celulares. Cerca de três dias após o parto, inicia-se a produção do leite. As gotículas de leite são produzidas de maneira apócrina, envoltas em uma membrana de albumina, e medem de 2 a 5 micrômetros.

A beleza após o parto

Por que gorduras localizadas?

É comum observarmos acúmulo de gordura em diferentes regiões do corpo, tanto na mulher como no homem, mas essas alterações são mais frequentes no corpo feminino. Trata-se da gordura ginoide e da androide.

- Ginoide: A gordura se concentra nos membros inferiores e nos quadris, o conhecido formato de pera.
- Androide: A gordura se concentra no abdome e na parte superior do corpo, constituindo o formato de maçã. A gordura androide é mais nociva à saúde, pois compromete estruturas importantes, como o coração, podendo levar mais facilmente a patologias graves.

Antes de você engravidar, seu organismo já possui essas características. Quando seu peso aumenta excessivamente na gravidez, os quilos excedentes ficam acumulados nas regiões em que você tem receptores de gordura. Se logo após o parto as áreas que possuem esses receptores forem estimuladas com perda de peso adequada, você evitará que o tecido adiposo se fixe nesse local.

Como tratar a gordura localizada e a flacidez

A flacidez após o parto é uma das queixas principais em pacientes, principalmente em mulheres que não praticaram esportes ou atividades físicas durante a gestação. É comum observar a flacidez de glúteos, pernas e braços logo após a perda do peso. Quanto ao abdome, que ainda se mantém bastante aumentado mesmo após o parto, a primeira preocupação costuma ser a diminuição imediata de seu volume: o retorno ao tamanho normal. Só depois da perda de peso é que surge a preocupação com a flacidez abdominal.

Como já observamos no livro *Grávida e bela* (capítulo "A beleza na gravidez"), os cuidados com o corpo durante a gravidez são muito importantes, e é nesse momento de retomada que você vai notar como valeram a pena aquelas drenagens e todo aquele ritual de hidratação e exercícios físicos: sem falar na orientação alimentar.

Atividade física

Comece a exercitar-se o mais rápido possível: ou melhor, assim que seu obstetra indicar. Você pode optar por manter nos primeiros meses a mesma atividade que praticou durante a gravidez, ou, quem sabe, uma novidade para se animar. Tenha paciência e faça uma sequência de exercícios que você possa aumentar gradativamente: seu corpo vai responder aos poucos. Evite forçar muito no início, pois isso pode causar distensões (ver capítulo "Atividades físicas").

O uso da tecnologia

Na área de medicina estética existem hoje muitos aparelhos confiáveis que podem ajudar a acelerar esse processo de fortalecimento muscular e queima de gordura. Desde que sejam devidamente utilizados, podem estimular a recuperação da musculatura e aumentar a tonicidade, produzindo o enrijecimento da região tratada.

IMPORTANTE
Ao exercitar-se com aparelhos, peça sempre a orientação de profissionais treinados.

Pernas, glúteos e abdome

Podem ser trabalhados mediante o uso de uma corrente farádica, ou seja, uma corrente alternativa que provoca intensos movimentos de contração e torção do tecido tratado, atuando assim na gordura localizada, na celulite e na flacidez. Tonifica a musculatura, evitando o emagrecimento brusco seguido de grande flacidez local.

Com essa combinação de contração e torção, consegue-se "espremer" e "quebrar" as células gordurosas que estão nessa área. Também afasta do local os líquidos acumulados, que serão eliminados pela urina. É imprescindível ingerir muita água durante o tratamento.

A gordura se acumula preferencialmente no tecido conjuntivo subcutâneo. Aderindo ao músculo, provoca alterações circulatórias, acúmulo de líquidos intersticiais e atrofia da musculatura. Assim, o volume do músculo diminui, dando espaço para a gordura que o circunda. Com o tempo, a consistência e o volume dessa gordura vão aumentando.

Portanto, devemos interromper esse processo a fim de que o músculo recupere o tônus adequado, que foi perdido com a acumulação da gordura.

Essa aparelhagem a que nos referimos é composta de placas de metal revestidas com esponjas finas, que por meio de condução da corrente farádica trata a área escolhida: pernas, abdome, dorso (costas) ou glúteos.

Como aumentar a consistência

A flacidez é uma desestruturação do tecido conjuntivo com perda da consistência e diminuição do tônus muscular, e pode atingir pernas, braços, abdome, rosto: enfim, todas as partes do corpo.

Por meio da corrente farádica, estimula-se o ponto motor de cada músculo separadamente, o que provoca uma contração isométrica nas fibras musculares. Essa contração melhora a tonicidade, aumentando o tamanho da musculatura local e combatendo a flacidez. Trata-se de uma contração súbita, sem torção e com a intensidade programada de acordo com cada paciente, o que lhe permite atuar em musculaturas mais frágeis e difíceis de ser trabalhadas nas atividades físicas, como é o caso da musculatura da face interna das coxas, dos glúteos (por ser uma musculatura grande) e de alguns músculos do braço. Essa tecnologia pode ser usada na musculatura do rosto, trazendo bons resultados também.

Seja qual for o método escolhido por você para retomar e até melhorar seu corpo, saiba que a disciplina é fundamental: assim como uma orientação alimentar, a prática de atividades físicas e a ingestão de água (no mínimo dois litros diários). Outros métodos podem ajudá-la, desde que sejam acompanhados de orientação médica.

Maquiagem

A pele do rosto é delicada e sofre os efeitos do ambiente. A exposição ao sol, ao vento, ao ar condicionado, à fumaça do cigarro e à poluição agridem diariamente essa região. Realçar e corrigir – e nada de exageros – são palavras-chave para uma boa maquiagem.

Olhos

Os olhos transmitem nossas emoções e sentimentos. Então vamos realçá-los:

- Escolha sempre o que fica melhor para seu tipo. A moda existe e queremos segui-la, mas nem sempre o que está se usando combina com nosso tipo físico.
- Se você tem olhos pequenos, evite usar lápis preto na linha de dentro dos olhos, pois vai diminuí-los ainda mais. Tente usar um bom rímel e passar um lápis preto ou cinza-escuro abaixo dos cílios inferiores. Esse recurso fará com que seus olhos pareçam mais abertos.
- Olhos grandes podem ser realçados com um simples contorno feito a lápis. E nunca esqueça o rímel.

Cores

Use e abuse dos tons, valorizando seu olhar. Comece sempre escolhendo um tom suave, mais claro. Passe em toda a pálpebra, e com um tom mais escuro esfumace os cantos dos olhos, criando um efeito de profundidade. Agora, escolha uma cor luminosa ou um pó iluminador e passe suavemente logo abaixo da sobrancelha. Isso ressaltará seu olhar e o deixará luminoso.

Truques que funcionam

Nunca esqueça que qualquer tentativa de usar sombras e realçar os olhos passa sempre por uma uniformização anterior da pele: o que significa o uso adequado de corretivo e base. Escolha uma base leve para o dia e uma mais cremosa à noite.

Rímel

O formato da escovinha de rímel é fundamental para que você obtenha o resultado que deseja. Para quem gosta de cílios curvos, o curvex é importante e deve ser usado antes da aplicação do rímel. Você pode encontrar várias marcas e modelos de escovinhas:

Estreitas: Ideais para cílios curtos.

Largas: Deixam os cílios mais volumosos. São ótimas para cílios longos.

Curvas: Ajudam a curvar os cílios de maneira prática e com um efeito natural.

Delineador

Esse é um capítulo à parte. Confesso que demorei um pouco para aprender a usá-lo, e no início não gostava muito. Mas, de tanto os maquiadores insistirem em seu uso, acabei aprendendo e percebi que realmente levanta o olhar. É necessário aplicá-lo com perfeição.

- Comece de dentro para fora. O traço do canto interno dos olhos deve ser mais fino e engrossar no canto externo. Isso fará com que seus olhos aumentem.
- Uma boa ideia é fazer antes um traço com lápis e tentar seguir por cima dele com o delineador.
- Procure o delineador que você considere mais fácil de aplicar. Pode ser o de pincel (líquido) ou o que tem forma de caneta. Eu, particularmente, acho mais fácil usar a caneta, mas devo reconhecer que o efeito do pincel é melhor pela qualidade do líquido.

Como cuidar das olheiras

Nada mais desagradável do que aquele visual de "noite perdida" provocado pelas olheiras. Existem alguns cuidados médicos que podem melhorar o aspecto escuro da pálpebra inferior.

- A vitamina K1 a 1% é utilizada com bom resultado. Após um mês, as pacientes observam melhora.
- Pode-se mandar formular medicamentos clareadores em creme, como vitamina C e hidroquinona, que atuam de forma constante.
- A drenagem linfática facial é uma boa aliada. Com a dermotonia, o efeito é visível.
- Em casos mais intensos pode-se utilizar o *easy peel*, tipo de *peeling* que clareia a pele escurecida, mas não atua nos vasos.
- As aplicações de *laser* também são interessantes em alguns casos.

O que causa o tom escurecido na região são os vasinhos que estão condensados nas pálpebras. Com o tempo e se não for cuidada, essa área escurece mais e, associada ao fotoenvelhecimento da pele, pode ficar amarronzada. Consulte um médico; não tente fazer tratamentos sem orientação.

DICA
- Não deixe de usar corretivo nessa região.
- Faça uso de compressas de chá gelado, que ajudarão a diminuir os vasinhos.
- Coloque uma máscara calmante nos olhos: pode ser à base de camomila e extratos vegetais.
- Relaxe e procure cuidar do intestino. Beba água.

Lábios

Assim como os olhos, os lábios precisam de atenção especial. É importante usar filtro solar ao redor deles e batons com fator de proteção solar e hidratação adequada.

Atualmente se fazem preenchimentos para aumentar os lábios, deixando-os bem naturais. Esse procedimento pode ser feito com tranquilidade em consultório médico. Após certa idade, as mulheres costumam se queixar de que os lábios diminuíram ou literalmente murcharam, dando um aspecto envelhecido ao rosto. Eu pessoalmente acho bonitos os lábios definidos. Esses preenchimentos duram aproximadamente sete meses, podendo-se optar por substâncias mais duradouras.

Batom

As cores do batom variam de acordo com seu tom de pele e cabelo e também, é claro, com seu gosto e a estação do ano.

Para um visual casual e refinado, use os tons de boca. À noite, use um *gloss* no tom que mais lhe agradar. Se você gosta de aumentar os lábios, deve fazer um contorno com lápis em um tom mais forte que o batom, preenchendo o interior com pincel.

Cabelo

Em relação aos cabelos, é comum ouvir afirmações do tipo: "Depois da gravidez meu cabelo caiu!". Ouço esses comentários no meu consultório com alguma frequência. E depois de um relatório detalhado de como foram a gestação da paciente, os cuidados alimentares e com a saúde, além de fatores que desencadearam a queda e de que maneira ocorreu, chego à conclusão de que existe um componente emocional muito forte associado a esse processo, além de fatores nutricionais e hormonais.

Procure ter uma gestação saudável e tranquila, e no pós-parto não se esqueça de manter o mesmo ritmo. Uma confusão de sentimentos e fragilidade no início é normal. Só não deixe que isso tome conta de você, então procure levantar o astral.

Cuidados diários

Quanto à lavagem:

- **Cabelos oleosos:** Pode ser diária, com xampu específico ou neutro. Mas não passe nunca o condicionador na raiz, só nas pontas, e evite produtos concentrados.
- **Cabelos normais:** Lave em dias alternados. O condicionador vai depender do seu estilo de vida: em que se inclui, por exemplo, a prática de esportes como natação ou de tinturas de que você faça uso. Pode ser um condicionador normal ou mais denso.
- **Cabelos secos:** Lave no máximo duas vezes na semana. Os condicionadores devem ser apropriados, com hidratação adequada, sendo necessário passar em todo o fio e nas pontas do cabelo. Nunca se esqueça de retirar o excesso dos produtos.

Como secar os cabelos:

- Evite o uso diário do secador.
- Mantenha-o a certa distância dos fios (aproximadamente 10 centímetros).
- Não o use na potência máxima.
- Use produtos específicos finalizadores antes de utilizar o secador, pois protegerão os cabelos.

Existem vários tipos de finalizadores no mercado. Veja qual é o mais indicado para seu tipo de cabelo.

A hidratação quinzenal é muito importante para evitar o ressecamento dos fios.

O melhor é não se aventurar a fazer testes de produtos sozinha. Procure a orientação do seu cabeleireiro, pois, como profissional bem informado, ele saberá o que é melhor para o seu cabelo.

Como mantê-los bonitos logo após o parto

Com os hormônios em baixa, associados ainda aos hormônios da amamentação, os cabelos podem ficar quebradiços, com menos brilho e um pouco oleosos perto do couro cabeludo. Não desanime! Uma boa coisa a fazer é aparar as pontas, fazer uma boa hidratação e escova. Isso vai revitalizá-los. Evite tomar atitudes radicais nesse período: mantenha a cor natural ou a mesma tintura e o mesmo corte, deixando as maiores mudanças no visual para depois. Por exemplo, se seu cabelo é castanho e você quer ficar loira, ou se você é loira e quer ficar ruiva, espere um pouco, não se precipite. É muita mudança para essa fase.

Não se descuide da cor e da hidratação, procure usar bons produtos em casa e visite a cada quinze dias o seu cabeleireiro. Não é porque você tem uma nova rotina que vai se esquecer de si mesma. Sei que não é tão fácil, mas certamente fará bem olhar para o espelho e ficar feliz com o que vê.

IMPORTANTE

Não se descuide da alimentação. A maioria das vitaminas de que você precisa para ficar saudável está nos alimentos.

Moda pós-gestação

A maternidade é um dos momentos mais felizes da vida de uma mulher. É dando à luz que ela atinge a plenitude. Ao mesmo tempo, a partir daí, ela depara com um problema que lhe provoca constrangimentos e alguns transtornos: a transformação do seu corpo. Muitas mulheres não perdem completamente a forma depois da gravidez. Porém, grande parte fica com o corpo inchado ou adquire excesso de peso. Neste capítulo sugerimos algumas dicas que certamente ajudarão a atenuar o incômodo das gorduras localizadas após o período da gestação.

O principal é seguir as orientações médicas em relação ao uso das *lingeries*. Sutiãs de sustentação, calcinhas ou cintas com reforço elástico ou tecido duplo (cetinete) são fundamentais no período pós-parto. É lógico que a mulher gostaria de voltar a usar rapidamente calcinhas tipo tanga ou biquínis. Mas, mesmo sem recomendação médica, o ideal é usar peças de *lingerie* de sustentação, porque a barriga ainda estará inchada e os seios, pesados.

Logo depois do nascimento do bebê, a mãe geralmente usa as roupas do começo da gravidez ou aquelas que vestiu um pouco antes do final. Para a estilista Drica Pinotti, nenhum dos dois casos é recomendado. Segundo ela, são peças que não valorizam o corpo da mulher, principalmente os famosos macacões para gestantes e as calças com elástico na cintura: "Sabe-se que o mundo da moda ainda não se deu conta de que é preciso pensar na mulher que acabou de ter um filho, e não apenas na que está grávida. Hoje ainda não existe uma coleção pós-gestante".

A mãe não deve comprar muita roupa logo depois do parto: isso porque vai perder quase todas elas a partir do momento em que voltar à antiga forma. O que ela deve fazer é adquirir algumas peças bonitas para se apresentar de maneira adequada e tentar levar uma vida social normal. Seria um presente a si própria, para se renovar como mulher.

No período pós-parto, o corpo feminino ganha formas e proporções que variam de mulher para mulher. Algumas quase não incham, não engordam muito, e outras chegam a ganhar 10, 15 e até 20 quilos. Nestes casos, os quadris aumentam, assim como as pernas e os seios. Só que cada uma fica mais avantajada em determinado lugar. A grande maioria demora para perder peso, ou, muitas vezes, nem consegue mais voltar ao que era antes da gravidez. Para isso, existem alguns truques com o objetivo de disfarçar as medidas indesejáveis.

Truques

Para disfarçar quadris largos

A mulher deve realçar a parte de cima do corpo e abusar

dos decotes, usando cores vivas nas blusas e nos *tops*, e amenizar e parte de baixo com calças ou saias escuras.
- Ela não pode colocar camiseta, camisa ou blusa por dentro da calça para não fazer ainda mais volume nem marcar tanto a barriga. Essas peças devem ficar na altura do cós da calça. Não é recomendado enfiar uma camisa enorme por dentro da calça porque isso vai aumentar não só a barriga, mas também os quadris.
- O ideal é usar *jeans* mais justos, de corte tradicional e cós perto do umbigo.
- Não deve usar a cor branca nem listras horizontais na parte de baixo do corpo.
- Optar por vestidos pretos (ou escuros) e soltos (vestidos justos e colados, jamais).
- Muito cuidado com as saias curtas: esse comprimento dá a impressão de que a saia está toda só nos quadris.
- Evitar as calças *fuseau*, que dão a aparência de pernas finas e aumentam ainda mais os quadris.
- Calças cápri só são permitidas se forem justas, de corte reto e tradicional.
- Não são adequadas calças de cintura baixa.

Para disfarçar a barriga saliente

- A mulher deve usar calças cargo, porque dão certo volume nos quadris e nas pernas, disfarçando a barriga.
- Deve dar preferência para as roupas escuras na parte de cima do corpo e usar peças mais compridas para cobrir a barriga.
- Pode (e deve) usar vestidos soltos, calças de corte tradicional e *lingerie* de sustentação.
- Não é aconselhável vestir nenhum tipo de roupa que marque a cintura, assim como calças de cintura baixa, vestidos justos que salientam a barriga (ela parecerá dividida em duas) e *tops* curtos, porque a barriga ficará à mostra.

- Acabou de dar à luz, está com a barriga inchada e saliente e quer ir à praia ou à piscina? Biquínis, nem pensar. O ideal é usar um maiô inteiriço. Fica muito mais elegante.

Para disfarçar seios volumosos (durante a amamentação)

- Algumas mulheres até gostam de mostrar os seios com as novas formas, mais cheios e volumosos. Mas a grande maioria prefere disfarçar o tamanho. Nesses casos, é importante usar sutiãs de sustentação ou aqueles que diminuem as medidas. Para cada caso específico existe um tipo diferente (converse com seu médico sobre aquele que melhor se adapte ao seu corpo). Quando a mulher está com os seios grandes, é sempre bom definir bem a linha dos ombros: por exemplo, um *blazer* (ou *tailleur*) que assenta na linha dos seios e disfarça o seu volume.
- Deve evitar o uso de blusas com babados, buclês e enfeites que deixam os seios ainda maiores.
- Blusas com cava e gola alta são proibidas (os seios ficam imensos). Cores escuras ajudam a disfarçar bem o tamanho dos seios e afinam a silhueta.
- Blusas com mangas e gola alta devem ser usadas por sobre o cós da calça. E, se forem escuras, praticamente escondem os seios.
- Deve usar *baby-look* puxando para as cores escuras, pois disfarça o volume e dá um ar mais jovial.
- Decote canoa também provoca um efeito positivo.
- Não é recomendado usar blusas com decotes arredondados, muito abertos, que mostrem a "saboneteira", pois acentuam demais as formas dos seios.
- Não deve abusar das listras (nem horizontais nem verticais). Geralmente as peças listradas são confeccionadas em tecido de malha. Por isso, o tecido vai ceder e se abrir demais em cima dos seios volumosos. As listras ficarão de tamanhos diferentes (abertas e grandes nos seios e de tamanho normal no estômago e na barriga).

A reconquista do prazer

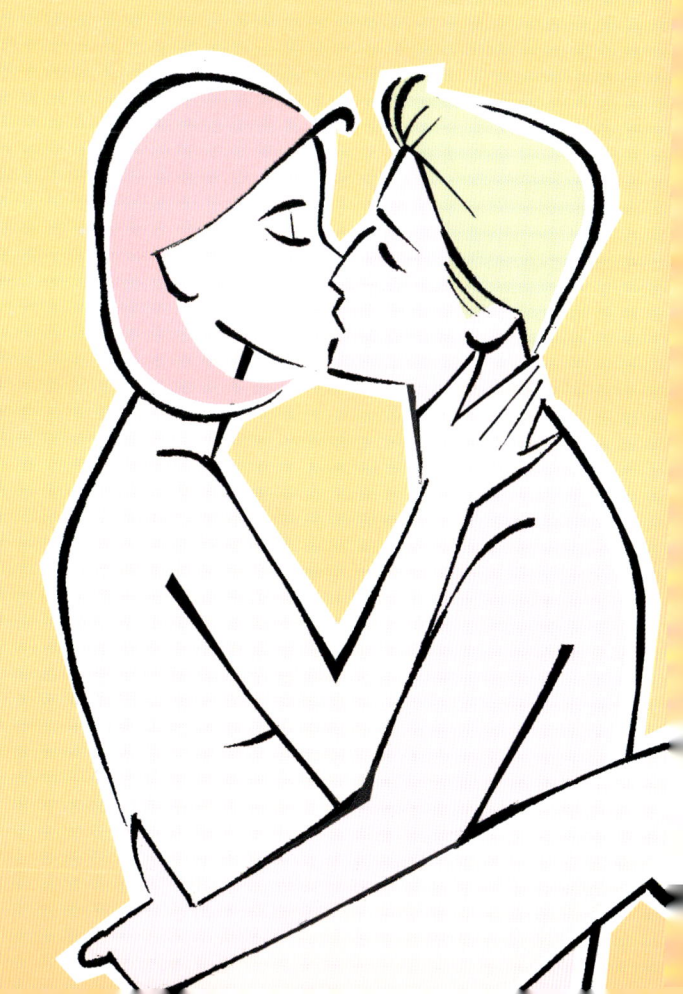

21

Não se sinta como uma extraterrestre. Afinal, a palavra "sexo" soa como uma coisa longínqua e distante, e, cá entre nós, nem pensamos muito nisso nos primeiros dias.

A retomada da vida sexual é sempre delicada. Você está num momento novo: o parto, o bebê, sua nova condição, novas responsabilidades... Aos poucos a vida vai entrando nos eixos, mas sem dúvida esse recomeço deve ser regado com muito carinho de ambas as partes e entremeado de conversas francas.

A primeira vez após o parto pode ser um pouco desajeitada, repleta de movimentos cautelosos. Está certo que cada casal tem suas particularidades, mas o par deve esquecer um pouco o excesso de volúpia, exageros e malabarismos. A fase agora é de muito namoro, ternura, carinho e compreensão.

Os palpiteiros de plantão são pessimistas quando se trata de sexo depois do parto. A famosa frase "Nada será como antes" só serve para causar mais apreensão e preocupação no casal. É claro que não será como antes. Quem sabe pode se tornar até melhor?

É bem verdade que nesse início, junto com o mau jeito e o receio por parte do homem e da mulher, pode ocorrer um choro bem na hora que a coisa está esquentando. E isso acontece com todos os casais.

Essas dificuldades existem, mas tudo é passageiro!

Nesta fase a mulher ainda estará com o corpo disforme, a barriga flácida e os seios cheios de leite. Isso é momentâneo, mas sem dúvida ela não se sente nem um pouco atraente. E, se em contrapartida o parceiro de alguma forma desvalorizar a sua imagem, é natural que ela se retraia e a vida sexual demore mais para ser prazerosa e excitante como antes.

Estudos mostram que o nível do hormônio estrógeno cai violentamente nos primeiros sete dias após o parto. Esse hormônio tem uma influência considerável na libido feminina. Aliado a esses fatores físicos, vêm o cansaço em razão dos cuidados com o bebê, noites maldormidas e preocupações comuns a esse período.

Para quem teve parto normal, o tabu fica por conta do medo de sentir dor. Nem sempre isso acontece, mas o parceiro deve ser cuidadoso, principalmente na primeira penetração.

Já para quem se submeteu a uma cesariana, o peso do corpo do parceiro pode incomodar o local da incisão. Portanto, vocês podem redescobrir novas posições e jeitos diferentes de sentir prazer. Na realidade, esses incômodos são raros, mas o que mais assusta é o medo do desconforto.

. . . .

"Não tinha vontade nenhuma de transar com meu marido. Se dependesse de mim, demoraria meses e meses para retomar a vida sexual."

R. S. V., 28 anos

. . . .

"Tinha muito medo de sentir dor. Conversei sobre isso com meu marido e ele me deixou à vontade para decidir quando estivesse preparada. Quando conseguimos, foi um pouco desajeitado, mas muito bom!"

K. M., 25 anos

. . . .

"Namoramos muito quando o Victor nasceu, mas a penetração demorou um pouco mais para acontecer. Acho que hoje o sexo para mim ficou muito melhor, pois meu companheiro aprendeu a dar mais valor às preliminares."

A. D. S., 30 anos

Em busca do desejo

Apesar de ser comum que nos primeiros meses após o parto o desejo da mulher diminua, é importante o casal se manter próximo. Algumas atitudes podem fazer com que sua sexualidade venha à tona e o desejo reapareça.

O papel do parceiro é fundamental. Ele deve ter paciência, compreensão e estar ao lado da mulher, envolvendo-se com os cuidados relativos ao bebê. Dessa forma, a mulher sente-se mais segura e amparada.

Muitas vezes o homem nem se dá conta de que ela possa estar com estrias ou celulite e, se nota, nem sempre perde o interesse por causa disso. O que geralmente acontece é que a mulher se sente desinteressante e feia, portanto ela própria se rejeita. Em consequência, acaba afastando o homem e cria um conflito na relação.

Outras mulheres sentem muita vergonha do novo corpo e se punem diante disso, não querendo mais sair com o companheiro e deixando de se cuidar. Essas atitudes só pioram a autoestima e frustram qualquer tentativa de esquentar a relação.

Algumas coisas podem ser feitas para manter a intimidade do casal e possibilitar uma reaproximação. Vamos a elas.

Em primeiro lugar, é preciso fazer com que a criança durma no quarto dela. Não queira ser supermãe. Você corre o risco de desempenhar o papel de mãe (muito bem, por sinal) e só. Lembre-se de que gostar do filho não significa se anular por ele.

Pelo menos uma vez por semana, tente fazer um programa a dois. Peça o auxílio das vovós ou de uma babá. Se você ainda estiver amamentando, tire um pouco de leite para deixar para o bebê e marque um jantar romântico.

"Estava querendo uma reaproximação com meu marido, só que, com dois filhos, babá e sogra dentro de casa, não conseguia ter o menor clima. Meu marido viajou a negócios, e então tive a ideia de reservar uma suíte em um hotel maravilhoso aqui em São Paulo. Preparei o quarto com champanhe e pétalas de rosas. Tirei o leite durante todo o dia e deixei na geladeira, para não ter problemas durante a noite, e combinei tudo com a babá. Quando ele chegou, eu estava esperando, superarrumada, e disse que tínhamos um jantar de negócios. Ele ficou tão surpreso com tudo! Foi uma noite maravilhosa, sem choro de bebê e com muito romance."

A. F., 32 anos

Você pode estar se sentindo a pior mulher do mundo, mas para seu marido você pode ser motivo de orgulho por ter gerado e dado à luz um filho dele. Pense nisso!

Como evitar uma nova gravidez

Não existe um contraceptivo que sirva para todas as mulheres, mas cada uma pode encontrar um método que se adapte a seu corpo e sua vida sexual.

Logo depois do parto, quando a mulher amamenta o bebê exclusivamente no peito e sem intervalos grandes entre uma mamada e outra, diminuem as chances de uma nova gestação. Mas na primeira consulta depois do parto não deixe de conversar com o médico a esse respeito: ele vai lhe indicar algum método para evitar possíveis surpresas. Mesmo que você amamente seu filho apenas com o leite materno, é importante evitar uma gestação nessa fase.

Principais métodos anticonceptivos

A pílula

É um método anticoncepcional oral muito eficiente. São raros os casos de falha, quando a mulher a toma regularmente e da forma indicada. Em casos de vômito ou diarreia, existe a possibilidade de que a absorção dos hormônios se reduza, prejudicando a eficiência da pílula.

Durante o período de amamentação poderão ser usados anticonceptivos orais de baixa dosagem hormonal, que não afetam a produção nem a qualidade do leite. Mas lembre-se: a pílula que sua amiga usa pode não servir para você. Só use esse método com indicação do seu ginecologista.

A camisinha

A eficiência da camisinha na contracepção é de cerca de 80%. O uso do preservativo requer treinamento, e com o tempo o casal aprende a colocá-lo com muita facilidade. Hoje em dia existe também a camisinha da mulher, que pode ser comprada em qualquer farmácia.

A camisinha serve não apenas para evitar a gravidez, mas também para prevenir doenças sexualmente transmissíveis.

O diafragma

É uma espécie de capuz de borracha que deve ser colocado na cavidade da vagina antes do ato sexual. A vantagem é que não provoca efeitos colaterais. Não incomoda o homem nem a mulher durante o ato sexual. É fácil de usar, mas também requer treino.

A porcentagem de falha é de cerca de 10%, ou seja, entre cem mulheres que usam corretamente esse método, mais ou menos dez poderão engravidar. O uso do diafragma aliado ao do espermicida (produto em forma de geleia, espuma ou comprimido, que contém substâncias que anulam a ação do espermatozoide e ajudam a fechar o colo uterino) aumenta a eficácia da prevenção.

Dispositivo Intrauterino (DIU)

O DIU é uma pequena peça plástica em forma de T ou 7, com hastes revestidas com filetes de cobre, que é colocada dentro do útero pelo ginecologista no consultório. Ele impede o encontro do espermatozoide com o óvulo. Portanto não é um método abortivo, já que a fecundação não chega a acontecer.

Ele é mais indicado para mulheres de vida sexual regrada e regular: e principalmente para as que vão ao ginecologista regularmente. Esse dispositivo pode ficar no útero entre três e cinco anos. Mas é importante nunca deixar de fazer o controle. A pessoa tem de ir ao médico de seis em seis meses para verificar se o DIU permanece no lugar certo. Existem dois tipos: o de cobre, que apresenta porcentagem de falha de 0,5% a 1%, e o de progesterona, que apresenta 0,4%.

Coito interrompido

Utilizada por muitos casais, essa prática consiste em interromper o ato sexual antes da ejaculação do parceiro. Bastante insegura, oferece grande risco de gravidez. Se seu ciclo menstrual for regular e você associar a esse método o uso da "tabelinha", o resultado pode ser um pouco mais seguro. De qualquer modo, não aconselho essa prática. O ideal nesse caso é usar o preservativo.

Atividades 23 físicas

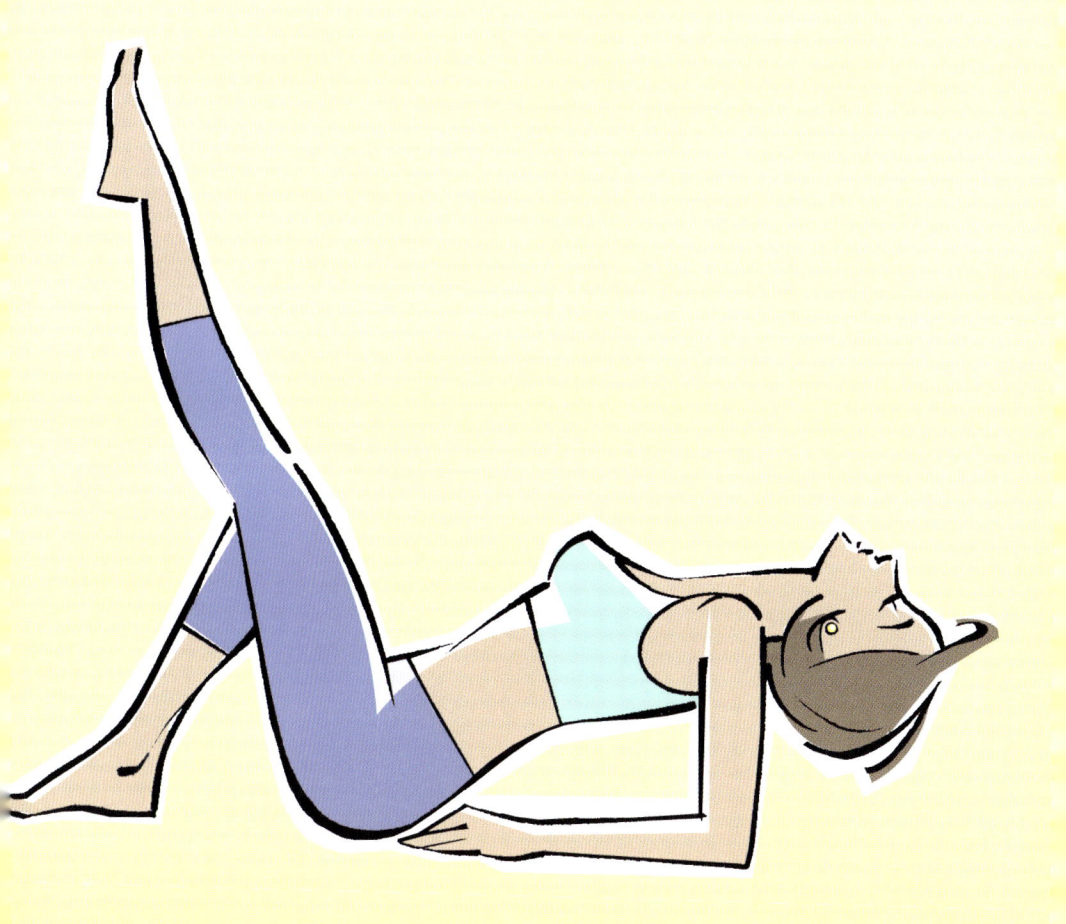

A maior dúvida das mulheres é saber qual a hora apropriada de voltar a praticar uma atividade física. *E a amamentação, como fica? Vou ter tempo para realizar exercícios? Como me organizar?*

 É comum pensarmos que a atividade física pode diminuir a quantidade ou interferir na qualidade do leite materno. Mas se você se exercitar com moderação isso não acontecerá. Em primeiro lugar porque você deverá retomar aos poucos as atividades físicas, que devem ter sido interrompidas por aproximadamente 30 a 45 dias após o parto. Talvez você tenha ficado sedentária durante a gestação, mas não desanime. Na verdade, voltar à boa forma só depende de você.

 Este retorno deverá ser gradativo e de acordo com seu condicionamento. Se você já praticava alguma atividade física na água, como hidroginástica ou natação, o ideal é que no início retome o mesmo tipo de modalidade.

 Mas, se você sempre manteve a prática de ginástica localizada e musculação durante a fase gestacional, pode retomar as atividades com exercícios de alongamento e musculação, só que utilizando pesos leves. O alongamento é tão importante quanto o trabalho muscular. Além de melhorar a flexibilidade das articulações, alonga a musculatura e favorece o aquecimento, devendo ser feito antes e depois da atividade física. O ideal é alongar sempre: se você estiver parada, alongue; se estiver cansada, alongue; se não estiver fazendo nada, alongue: mas sem forçar!

Algumas mulheres que passaram por uma cesariana sentem desconforto no local da incisão. Nesse caso, os músculos abdominais deverão ser trabalhados de forma indireta para evitar uma possível hérnia.

DICA

- Escolha um horário que seja ideal para você e seu bebê. Prefira os horários após a amamentação, pois as mamas estarão mais vazias, deixando-a mais tranquila e confortável durante a atividade física: além de deixar seu bebê em casa com a barriguinha cheia e até, quem sabe, dormindo tranquilamente.
- Use esse momento para fazer uma espécie de terapia. Procure optar por atividades que lhe deem sensação de prazer e bem-estar. Afinal, nesses últimos dias você ficou em casa rodeada de fraldas e mamadeiras. Nada melhor do que reservar um tempinho para cuidar só de você.
- Agora, se você for daquele tipo que precisa de um empurrão para se mexer, o ideal é ter um *personal trainer* que vá a sua casa ou a ajude na academia. Assim, evitará os famosos deslizes, que acabam com o incentivo de qualquer candidato a esportista!
- Procure fazer um lanche leve e com poucas calorias 20 minutos antes dos exercícios, e leve uma garrafinha de água para fazer uma hidratação adequada. Não se esqueça de seguir seu próprio ritmo. Seu corpo levou 9 meses para se transformar, e não é de uma hora para outra que vai voltar ao que era antes. Tenha paciência!

Atividades físicas

LEMBRE-SE

- Músculos fortes nos ajudam a emagrecer, pois para mantê-los estaremos consumindo calorias mesmo sentadas, e nosso metabolismo estará acelerado. Não é à toa que sentimos mais fome após realizar atividades físicas, mas precisamos aprender a selecionar o que comer. Esqueça alimentos ricos em gorduras ou doces.
- À medida que os músculos vão se fortalecendo, ficam mais pesados. No começo, você vai verificar que não perdeu peso, e sim medidas. Então, além da balança, observe suas roupas. Escolha aquela calça *jeans* para fazer o teste.
- Controlar os níveis de gordura é muito mais do que uma questão estética: melhora sua autoestima e principalmente combate patologias associadas aos altos níveis de gordura corporal.
- Músculos mais fortes melhoram a postura, em especial o abdome solto, os ombros arqueados, a região lombar.
- Caminhada e corrida são excelentes para a parte inferior do corpo, contudo não devemos esquecer a musculatura do tórax, do abdome e dos braços.
- Se você pratica alguma atividade dentro da água, lembre-se de que precisa também de alguns exercícios específicos fora dela para fortalecer algumas regiões específicas do corpo.

Tipos de atividade física

Natação

É um esporte que fortalece os músculos de braços, pernas, peitorais, glúteos e abdome. Além de melhorar seu condicionamento físico, é extremamente relaxante e um excelente exercício aeróbio, que queima calorias. Se você gosta de água e se sente bem nesse meio, essa é uma ótima opção. A natação é ideal para as mulheres que estão acima do peso: o que geralmente se observa no período pós-parto, pois, por não provocar impacto, não agride as articulações.

Os exercícios em piscinas reduzem o impacto. O retorno venoso aumenta e os músculos trabalham de forma contínua em sua função estabilizadora.

Aconselha-se evitar saltos para entrar na água.

As técnicas *crawl* e de costas são formas corretas de exercitar-se, e os nados de peito e borboleta não são recomendados no período de recuperação pós-natal, pois a biomecânica desses movimentos provoca compressão nas vértebras do pescoço e hiperextensão das costas.

Não se deve realizar movimentos com os braços fora da água para manter sempre encaixado o assoalho pélvico.

Hidroginástica

Assim como a natação, a hidroginástica trabalha com todos os músculos do corpo, mas, como os exercícios são feitos na água, não provocam impacto e podem se tornar muito relaxantes, pois você não vai sentir o peso do corpo nem vai forçar as articulações. Tanto a hidroginástica como a natação são excelentes opções de modalidades nesse recomeço.

Musculação

Hoje já está comprovado que a musculação, além de enrijecer a musculatura, torneando o corpo, também é excelente para a perda de peso. Uma sessão média de musculação leva à queima de 350 a 500 calorias, variando de acordo com a intensidade. Uma sessão média de exercícios aeróbios pode levar à mesma queima. Mas um estudo feito na Universidade do Oregon mostrou que quem pratica musculação despende quase um terço a mais de calorias do que os que praticam atividades aeróbias, após terminado o treino.

Atividades físicas

A musculação deve ser praticada sempre com a orientação de um profissional da área, que fará uma avaliação prévia para saber quais as regiões a serem trabalhadas, e deve ser praticada com moderação. Ela vai fortalecer os músculos da região lombar, que sofreu uma sobrecarga durante a gravidez por causa dos quilinhos a mais, e talvez não tenha sido devidamente fortalecida para sustentar o peso do abdome. (Essa sobrecarga é responsável por dores que podem continuar após o parto e principalmente durante a fase da amamentação, manifestando-se na parte cervical e torácica.)

A musculação promove também o fortalecimento e enrijecimento de uma região com a qual se deve ter uma atenção muito especial no pós-parto: os glúteos. Outra região crítica e que costuma armazenar gordura são os braços. Lembra-se do tal "músculo do tchau"? Com a musculação é possível enrijecê-lo.

IMPORTANTE

- Uma postura correta deve ser adotada em todas as ocasiões. O tamanho das mamas afeta a postura e pode provocar tensão e dores nas costas.
- A prática de exercícios deve ser acompanhada de uma correta hidratação – antes, durante e depois –, e a intensidade dos exercícios deve ser controlada, caso contrário poderá haver redução do leite e aumento de ácido lático, alterando o sabor do leite materno.
- O nível de ácido láctico no leite materno permanece elevado por uma ou duas horas após o exercício físico.
- Os exercícios com os braços, sua intensidade e amplitude, devem ser periodizados, pois podem provocar fluxo de leite durante a sua prática.

Abdome

O aumento de relaxina (hormônio) durante a gravidez permite maior elasticidade no tecido conjuntivo dos músculos, principalmente o músculo reto do abdome. Antes de se exercitar, verifique a separação dos músculos retos desse órgão. Ela não deverá ter mais de dois dedos de largura.

Os exercícios devem ser dirigidos. Primeiramente com contrações leves do reto do abdome, aumentando de forma lenta e progressiva. Por último, os músculos oblíquos. A natação e a hidroginástica favorecem esse tipo de exercício.

Caminhadas

Este tipo de atividade pode ser praticado por todas as mulheres. Basta colocar uma roupa confortável e tênis adequados para andar. Escolha a hora do dia em que o sol não esteja intenso, como até as 10 horas da manhã e após as 4 da tarde. Não se esqueça de passar um filtro solar antes de sair de casa. Escolha um trajeto agradável, de preferência arborizado. Comece devagar e no seu ritmo. Respire fundo e solte o ar lentamente. Aproveite esse tempo para liberar as tensões e relaxar ao máximo! Deixe as corridas para quando seu corpo estiver novamente adaptado às atividades físicas.

Ginástica localizada

Fortalece a musculatura, torneando o corpo. Deve ser feita mediante orientação de um profissional de educação física, para que não se sobrecarreguem determinados grupos musculares ou articulações a fim de compensar a região que na verdade está sendo trabalhada. É importante que a musculatura seja trabalhada em equilíbrio, evitando sobrecarga em regiões que não estão sendo solicitadas. Um exemplo disso é a famosa dor no pescoço ou na coluna após alguns exercícios malfeitos.

Tênis

É um excelente esporte. Por ser uma atividade aeróbia, vai melhorar seu condicionamento físico, além de fortalecer pernas e principalmente braços. Se suas mamas não ficam tão cheias de leite a ponto de atrapalhar, ótimo. Caso você já pratique esse

Atividades físicas

esporte, comece lentamente, sem grande esforço inicial. Só não se esqueça de colocar um sutiã que deixe as mamas firmes, e cuidado com o sol.

Squash

É excelente para pernas e braços, além de ser extremamente aeróbio, promovendo grande queima de calorias e o fortalecimento da musculatura anterior e da face interna da coxa. É bom lembrar que é preciso muito pique para praticar esse esporte. Não é indicado nos primeiros meses após o parto, pois exige muito das articulações, que nesse período ainda não estão preparadas, podendo sofrer algum tipo de lesão.

Equitação

Excelente atividade física para fortalecer glúteos, períneo e face interna das coxas. Mas, se você tem muito leite, talvez a cavalgada seja desconfortável, pois o peso das mamas pode gerar dor e estimular a flacidez. Se durante a gravidez você teve dores lombares, é melhor escolher outra atividade. Além disso, no início procure a orientação de um professor de educação física para alongar e fortalecer a musculatura da região lombar em sala de musculação.

Ciclismo

Se você interrompeu uma prática constante de ciclismo por causa da gravidez, agora que seu bebê já está protegido em casa é hora de voltar. Além de queimar muitas calorias, vai fortalecer toda a musculatura de pernas, glúteos e abdome. Escolha uma bicicleta que a deixe segura.

IMPORTANTE

Saiba que é fundamental que você faça um trabalho de preparação para que seu corpo possa responder ao esforço de maneira adequada. Então, nesses primeiros meses, procure a orientação de um profissional da área de educação física e prepare-se para retomar o seu esporte predileto.

Pilates

Baseado no princípio de estabelecer um perfeito equilíbrio entre corpo e mente, o pilates está conquistando inúmeros adeptos por tornar o corpo forte, alongado e flexível. Sua prática é orientada por professores de educação física, fisioterapeutas, terapeutas corporais e bailarinos. Quatro tipos de equipamentos são utilizados: uma espécie de cama, o trapézio, o barril e a cadeira. Eles possuem molas e permitem trabalhar vários grupos musculares em uma grande variedade de posições (cadeia cinética aberta ou fechada). O pilates leva a uma reeducação do movimento e atua de maneira importante nos músculos abdominais e pélvicos, além de fortalecer a região lombar. O aluno é avaliado antes, para que se verifique quais os principais pontos a serem trabalhados.

> **DICA**
>
> ## Abdome
>
> - O ideal é que você comece usando um aparelho de suporte abdominal (sem peso).
> - Procure fazer três séries de dez repetições, de preferência três vezes por semana (evite forçar).
>
> ## Assoalho pélvico
>
> O assoalho pélvico nada mais é do que o "conjunto das estruturas anatômicas que sustentam os órgãos da cavidade pélvica, compreendendo ligamentos, músculos e demais estruturas dos diafragmas pélvico e urogenital".
>
> Exercitar as fibras de contração lenta tem a função de sustentar os órgãos da pelve, e os músculos de contração rápida garantem a ação reflexa dos esfíncteres.
>
> É importante sempre manter os músculos contraídos durante os exercícios que requerem um trabalho intenso do abdome.
>
> Com essa musculatura fortificada, o controle urinário aumenta durante o esforço.

Atividades físicas

> **DICA**
>
> ### Glúteos
>
> - Use sempre o apoio da região abdominal.
> - Nunca comece direto com a caneleira, pois é necessário proteger a musculatura da região lombar.
>
> ### Pernas
>
> - Escolha sempre exercícios que trabalhem ao mesmo tempo as duas pernas. Dessa forma não sobrecarregará a musculatura de um dos lados apenas. Um bom exemplo é o *leg press* (exercício de cadeia sinérgica).
> - A esteira também é interessante.

Leve o bebê para a academia

Hoje algumas academias já reservam um espaço especial para crianças, com brinquedos educativos e específicos para várias fases, televisão com vídeos de desenhos infantis e trocador. Algumas têm até poltronas para amamentar. É um local animado, onde a babá ou acompanhante pode ficar enquanto você se exercita. Além disso, fornecem também natação para bebês, geralmente a partir dos 6 meses de idade, desde que a mãe ou o pai entrem na piscina com a criança. Na minha primeira gravidez não existia essa preocupação com as mães. Hoje as coisas estão mudando.

> **DICA**
>
> - Observe as condições de higiene do local.
> - Procure uma boa academia.
> - Veja se exigem exame dermatológico para as pessoas que entram na piscina.

> **DICA**
> A piscina deve ser aquecida.
> O principal é que a criança fique feliz nesse momento. Será uma boa oportunidade de brincar com os pais.

Quando nada lhe agrada

Se nenhum dos esportes ou exercícios descritos até agora lhe agradou, tente praticar algumas atividades aeróbias diferentes. Veja algumas:

- Que tal longas caminhadas? Pode ser interessante. Procure roupas adequadas e um bom par de tênis e vamos lá, nada de moleza.
- Escalar paredes ou penhascos pode ser outra opção. Sinceramente, prefiro algo menos agitado, mas você pode achar divertido. É excelente para pernas e braços, além de mostrar que você tem fibra. Só que é melhor você deixar essa aventuras para um pouco mais tarde. Lembra-se da preparação muscular de que falamos?
- Você também pode passar algum tempo acompanhando o pique das crianças no parque: talvez os sobrinhos ou seu filho mais velho. Será um bom exercício aeróbio.
- Ainda pode escolher esmurrar alguns bonecos de borracha na academia. É claro que isso deverá ser orientado por um professor, e você estará com luvas apropriadas. Além de ser uma boa atividade aeróbia, você pode fingir que está descontando em "alguém" alguns pequenos aborrecimentos.
- Não podemos esquecer as aulas de dança, que também são aeróbias, além de relaxar. Faça algo diferente.

IMPORTANTE

Seja qual for a atividade escolhida, o ideal é associar exercícios aeróbios – que vão favorecer a queima de gordura, além de trabalhar o sistema cardiovascular – a exercícios localizados, como musculação, por exemplo. Mas não se esqueça de que você deve ter prazer em praticá-la, pois só assim conseguirá manter a constância necessária para obter os resultados desejados.

Esclareça algumas dúvidas

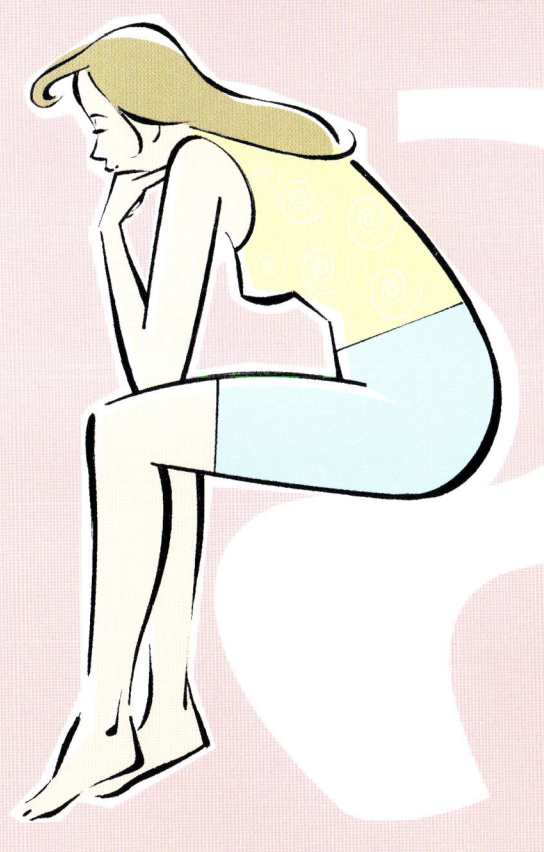

24

Queda de cabelo

No período subsequente ao parto, é comum muitas mulheres perderem a beleza dos cabelos. O brilho e o volume diminuem, principalmente naquelas mulheres que durante a gravidez foram beneficiadas pelos hormônios que as deixaram mais bonitas, de ótimo astral e com uma bela cabeleira.

Geralmente as mulheres associam essas mudanças à amamentação, como se ela de algum modo enfraquecesse o organismo. Na verdade o que ocorre é uma normalização dos hormônios, que estavam em índices superelevados na gestação. Essa queda hormonal é um pouco brusca e costuma se refletir em vários sistemas do corpo. Fique calma. Com o tempo as coisas voltam ao normal, e seu cabelo ficará muito semelhante ao que era antes da gravidez. Claro, é importante que você faça uma dieta balanceada. Nada de regimes alimentares bruscos para não ficar com carências vitamínicas.

Mudança da tonalidade dos cabelos

Muitas mulheres informam que após o parto os cabelos ficaram nitidamente mais escuros, e algumas comentam que ficaram mais encaracolados ou, ao contrário, mais lisos. Na verdade pouco se sabe sobre isso, e cientificamente não há nenhuma prova de que isso realmente possa acontecer.

Cigarro e amamentação

Conforme eu já havia comentado no livro *Grávida e bela*,[1] o cigarro é contraindicado. O ideal é que você já tenha conseguido parar de fumar nesse período e possa dispensar completamente esse hábito, se possível para sempre. Imagino que não deva ser fácil após tantos meses de abstinência, mas pense bem: se você conseguiu parar por nove meses, ficará mais fácil abandonar o vício de vez.

Se você fumar em casa, mesmo que não amamente, seu bebê será um fumante passivo, e isso aumentará os riscos de inúmeras patologias, como alergias, bronquites e até morte súbita, entre outras. Os fumantes inalam cerca de 20% da fumaça, e o restante fica pelo ar. Nessa fumaça ficam inúmeros produtos químicos, dos quais aproximadamente quarenta são carcinógenos. As crianças expostas passivamente ao fumo são vítimas frequentes de internação hospitalar; mães que amamentam e ficam expostas com frequência ao ambiente de fumantes podem ter seu leite contaminado.

Então, mesmo que você fume, ainda é melhor amamentar o seu filho, pois pelo menos estará lhe passando anticorpos e nutrientes. É claro que inevitavelmente também passará nicotina. O cigarro diminui a quantidade de leite, mas, infelizmente, devo dizer que é preferível o seu leite, mesmo que você fume, ao leite em pó, pois seu bebê precisará de defesas extras, convivendo num ambiente enfumaçado de cigarro.

---

1. *Op. cit.*, pp. 175-177.

Esclareça algumas dúvidas

Mãe, vamos pensar bem e fazer uma forcinha. Seu bebê agradecerá.

> **DICA**
>
> - Use adesivos para ajudar a parar de fumar, pois a quantidade de nicotina que eles contêm é menor do que a do cigarro.
> - Converse com mães ex-fumantes que amamentam os filhos.
> - Algum tempo depois de parar de fumar, avalie como o seu fôlego está bom, sem falar naquele cheiro de cigarro que foi embora.
> - Pense na saúde do seu filho.
> - Caso realmente continue fumando, faça-o em outro ambiente e evite que outras pessoas fumem na presença do seu bebê.

Bebidas alcoólicas

Quando se está amamentando é melhor evitar bebidas alcoólicas, principalmente as destiladas (vodca, uísque etc.). Mas não será uma taça de vinho que irá lhe fazer mal.

A quantidade de álcool no leite materno é igual à encontrada no seu sangue. Sempre consulte seu pediatra sobre isso e peça a sua opinião.

Medicamentos *versus* amamentação

Durante o período de amamentação, todo e qualquer medicamento só deve ser utilizado sob prescrição médica. Alguns remédios, como analgésicos ou antitérmicos, podem ser usados por você sem perigo para o bebê. Afinal, a doença não tratada pode ser mais prejudicial para a amamentação do que o próprio remédio.

Mas é bom ressaltar: quando precisar fazer uso desses produtos, sempre pergunte ao obstetra ou ao pediatra do seu bebê. Quando utilizados de forma errada e sem critérios, os medicamentos podem inibir a lactação ou mudar a composição do leite, causando danos a seu filho. Portanto, tome cuidado e não se utilize da farmacinha da sua casa sem a orientação de um especialista.

> **DICA**
> Logo que seu filho nascer, pergunte ao obstetra quais os medicamentos que estão liberados, caso você tenha dor de cabeça, febre ou resfriado.

Outras questões

Tudo o que eu comer vai para o leite?

O leite materno é rico em proteínas, aminoácidos e imunoglobulinas formados pela nutrição da puérpera (mulher que acabou de ter filho). Portanto, a gestante e a puérpera devem realizar refeições balanceadas, e qualquer medicamento ou alimentação que se afaste desse padrão deve ter o aval do médico.

Estou acima do peso. Posso fazer algum tratamento?

O controle do peso deve ser iniciado durante o pré-natal, com atividade física orientada por profissionais habilitados, desde que a gestação não apresente problemas com o esforço físico. Após o parto, os tratamentos específicos para perda de peso devem ser orientados por médico (ver o capítulo "A beleza após o parto").

Sempre descolori os pelos do corpo. Isso pode prejudicar a amamentação?

Para descolorir os pelos do corpo é necessário utilizar um produto químico, aplicando-o diretamente na pele. Esta tem a capacidade de absorvê-lo e disseminá-lo para todo o corpo. Existe então uma grande possibilidade de que ele afete a lactação. Por essa razão, deve-se evitar a aplicação de qualquer produto químico nessa fase.

Bichos de estimação podem trazer doenças ao recém-nascido? Como lidar com isso?

Os animais de estimação (que convivem dentro de casa) devem ser avaliados com frequência por veterinários e estar em dia com as vacinas e os medicamentos de rotina. Um animal saudável pode até contribuir para o desenvolvimento da criança.

Como utilizar o ar-condicionado ou o aquecedor sem prejudicar meu filho?

A temperatura poderá ser adaptada com o uso de aparelhos eletrônicos nos dias frios ou quentes, mas sempre com bom senso. Não exagere, baixando-a ou elevando-a em demasia.

Depois de ter o bebê, quando posso voltar a dirigir?

A puérpera poderá dirigir por pequenas distâncias depois de aproximadamente duas semanas do parto normal ou após três semanas da cesárea, desde que não apresente problemas na recuperação cirúrgica.

Meu filho mais velho quer colo, mas fiz uma cesárea. Posso carregá-lo?

Carregar uma criança requer esforço físico, então dependerá do peso do filho mais velho e do tempo da cesárea. A mãe (puérpera) deverá ter jogo de cintura e carregá-lo apenas se não sentir dor no local da cicatriz. Caso contrário, poderá pegá-lo sentada, o que não requer esforço.

A dieta 25 ideal

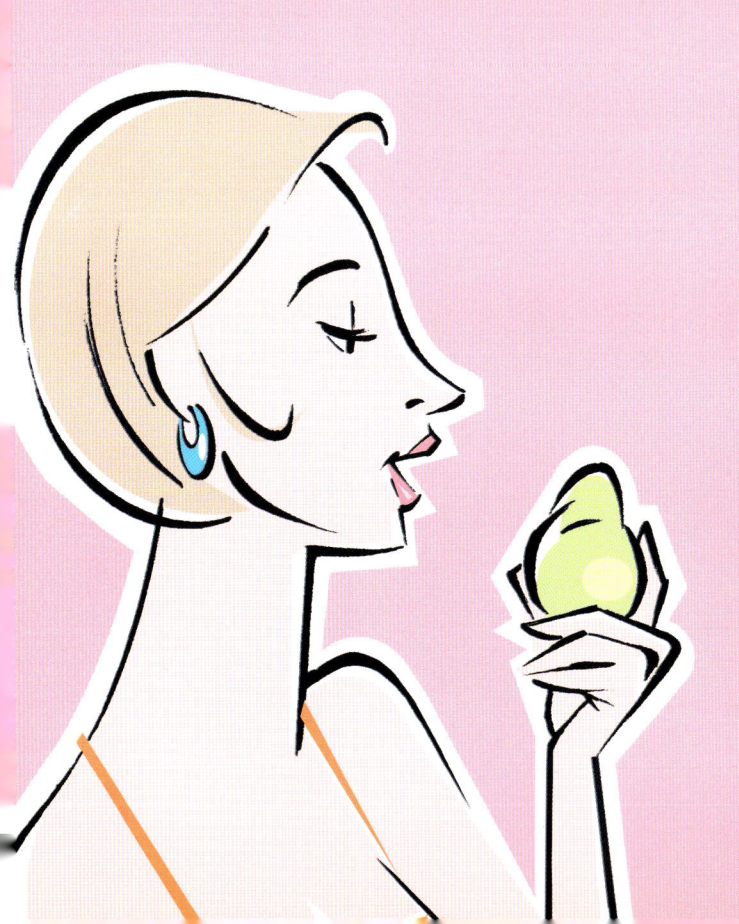

Logo após o parto, a mulher quer perder peso e medidas rapidamente para poder voltar o quanto antes às suas antigas formas. Lembre-se de que não adianta emagrecer rápido demais. Além de prejudicar a saúde, você vai recuperar os quilos perdidos em quantidades ainda maiores.

Conscientize-se de que seu corpo, sua saúde e sua qualidade de vida (em qualquer idade ou situação) dependem da alimentação. Você é o que você come: seu organismo é a extensão de sua nutrição. Por isso, comece a pensar nos alimentos como fonte de energia para músculos, neurônios, ossos e órgãos internos.

Em seu dia a dia a alimentação deve ser baseada em vegetais, como leguminosas (feijão, ervilha, grão-de-bico, lentilha), cereais integrais (aveia, trigo, milho, centeio, arroz) e frutas. Mas, para se manter saudável, não se esqueça de que o corpo precisa de carboidratos, proteínas, gorduras, fibras, vitaminas, sais minerais e água, também encontrados em alimentos de origem animal.

Dietas baseadas nos alimentos de origem vegetal são energéticas e de baixo valor calórico. Além de emagrecer, previnem vários tipos de câncer, diabetes e doenças cardiovasculares. Perder peso não significa ficar em jejum, nem sair de casa com tabelinhas de calorias na bolsa. É muito mais que isso! É saber escolher melhor os alimentos a serem consumidos e possuir uma predisposição para colocar a dieta em prática, além de estar aberta para mudar os hábitos adquiridos até então. Para emagrecer, deve-se consumir uma quantidade de calorias menor do que aquelas a que o organismo está habituado (porque, quando você engorda, isso significa que seu organismo não está consumindo todas as calorias que ingeriu: então elas ficam armazenadas no corpo em forma de gordura).

Há uma série de crenças relativas ao período da amamentação: a famosa canjica ou a cerveja Malzbier para estimular a produção de leite são as mais populares. Antigamente se acreditava que para amamentar era preciso engordar: e a canjica é altamente calórica, vindo daí a crença de que favoreceria a amamentação. Hoje já se sabe que uma alimentação saudável e equilibrada propicia uma boa produção de leite e uma amamentação tranquila.

O uso de bebidas alcoólicas e o fumo são proibidos durante a amamentação. A graduação alcoólica da Malzbier é baixa; após a ingestão da cerveja, o álcool passa para o leite, relaxando a criança e também a mãe. Mas isso não significa que aumente a produção de leite.

Quando a mulher está passando por mudanças físicas – na menarca, na gestação, na amamentação ou na menopausa –, erros alimentares sempre provocam consequências desastrosas.

Não se tem registro na literatura do nascimento de um bebê que tivesse cara de carambola por conta das vontades não atendidas da mamãe.

Portanto, mamãe, já ficou claro que ideias como "devo comer por dois" ou "tenho vontades" são apenas tabus que rodeiam a gravidez e, se não forem esclarecidos, podem ocasionar alguns problemas, principalmente de peso e de má alimentação, que poderiam ser evitados.

Cuidando sempre da alimentação, o aumento de peso durante a gravidez deve ficar em torno de 9 a 11 quilos, aumento este considerado saudável.

A dieta ideal

Tão importante ou mais em termos nutricionais para a mamãe e para a criança, a amamentação tem sido incentivada porque:

- o leite materno constitui um alimento completo para o bebê, imunizando-o e protegendo-o de diversas doenças;
- crianças amamentadas no peito têm melhor desenvolvimento mental e maior equilíbrio emocional;
- o leite humano é mais bem absorvido pela criança do que outros tipos de leite porque contém mais ácidos graxos poli-insaturados, menos sódio e uma proporção adequada de proteínas;
- o leite humano tem 150% mais lactose (açúcar do leite) do que o leite de vaca, fazendo assim com que a proteína seja mais bem absorvida;
- o leite materno contém galactose (açúcar do leite) e o de vaca não;
- o leite materno protege o bebê de complicações gastrointestinais, doenças respiratórias, infecção de ouvido e alergias.

As mulheres devem ser encorajadas a amamentar os filhos até que eles completem 6 meses de idade, quando então podem começar o desmame.

Para isso devem se alimentar corretamente, pois a boa nutrição ajuda na produção de leite, o que não significa comer em excesso ou sem orientação.

O aumento calórico no período da amamentação deve ser de 400 a 500 calorias por dia. O cálcio é um mineral importante para fortalecer os ossos e os dentes da mãe e do bebê; logo, o consumo de leite e derivados deve ser diário.

Tome oito copos de água por dia. A água é o melhor líquido para se beber e não contém calorias. É o principal responsável pela formação do leite. Independentemente de como você se alimenta, se não ingerir líquido suficiente a produção de leite acaba ficando comprometida.

Normalmente a produção de leite é de 800 a 1.200 mililitros por dia.

DICA

Para perder peso e não a saúde

- Siga a dieta orientada de acordo com a quantidade e a qualidade dos alimentos, até mesmo aos sábados, domingos e feriados.
- Divida as refeições durante o dia, evitando períodos de jejum prolongado. Procure comer, em média, de três em três horas. Essa conduta diminui a sensação desagradável de fome. Também colabora para que o organismo não exija mais absorção de nutrientes e, consequentemente, maior armazenamento de gorduras.
- Coma devagar e mastigue bem os alimentos. Isso facilita a digestão e evita o desconforto do acúmulo de gases.
- Saboreie os alimentos. Essa prática proporciona um moderador natural do apetite.
- É importante visualizar a quantidade de alimento a ser ingerido. Também é bom perceber que, apesar de pouco, irá saciar sua fome. Atenção: não desconte sua ansiedade nos alimentos. Quando isso acontecer, procure fazer uma caminhada. Você sentirá alívio ao perceber que não havia a menor necessidade de comer naquele momento.
- Aumente o consumo de líquidos durante o dia, como água, chás e sucos. Os líquidos melhoram o funcionamento intestinal, promovendo a limpeza do organismo. Não os consuma, porém, durante as refeições, porque provocam a dilatação do estômago.
- Procure ter sempre em casa cenouras cortadas em forma de palito, talos de aipo, salsão e erva-doce. Guarde-os em uma tigela com água na geladeira. Quando tiver fome, lembre-se desses alimentos que já estão cortados e esqueça os famosos petiscos e salgadinhos, ricos em calorias e que provocam a obesidade.

A dieta ideal

DICA

- Para diminuir a tentação de consumir alimentos calóricos, não faça compras de supermercado com o estômago vazio. Compre apenas o necessário, evitando guloseimas.
- Durante as refeições fora de casa, prefira carnes grelhadas, verduras e legumes, e evite massas. Para sobremesa, peça uma fruta ou salada de frutas. Atenção: não abuse da quantidade. Comer frutas é saudável, mas elas contêm muitas calorias.
- Se sentir vontade de comer pizza, escolha massa fina e recheios que não sejam tão calóricos, como escarola, frango, champignon, presunto magro. Evite pizza de requeijão (Catupiry) e muçarela.
- Reduza do seu cardápio as quantidades de açúcar, doces, refrigerantes e bebidas alcoólicas.
- Não abuse de massas, farinhas, pães, bolachas, arroz, batata, mandioca, feijão etc.
- Procure consumir alimentos integrais, verduras, legumes e frutas frescas (possuem maior quantidade de fibras e ajudam a saciar a fome), e também carnes magras, como peixes, aves sem pele e carne de vaca (sem gordura aparente).

Refeições equilibradas

Para que você tenha uma refeição equilibrada, é importante consumir (em cada refeição) um alimento de cada grupo: um construtor, um energético e um regulador.

Alimentos construtores

Comparando-se o organismo com uma casa, os alimentos construtores seriam os tijolos. Sua função é a de formar e manter os tecidos. São os ovos, as carnes, o leite e seus derivados e as leguminosas (feijão, soja, grão-de-bico, lentilha etc.).

Alimentos energéticos

Como o próprio nome diz, sua principal função é gerar energia para que o organismo funcione perfeitamente. São os carboidratos (cereais, massas, pães, mandioca, cará, inhame, milho, batata etc.).

Alimentos reguladores

Voltando à comparação com a casa, sua função é semelhante à do cimento, isto é, "colar um tijolo no outro". São as frutas, os legumes, as verduras e as folhas (que fornecem vitaminas e sais minerais).

Graus de obesidade

Existem três graus de obesidade, definidos pelo Índice de Massa Corporal (IMC) recomendado pela Organização Mundial de Saúde (OMS), que considera a proporção entre peso e altura. Seu resultado é obtido pela divisão do seu peso atual (em quilogramas) pela altura (em metros) ao quadrado. Faça as contas e avalie sua real situação:

$$IMC = \frac{\text{Peso atual}}{\text{Altura}^2}$$

Por exemplo, se você pesa 65 kg e mede 1,68 m, calcule seu IMC efetuando a seguinte conta:

$$IMC = \frac{65 \text{ quilos}}{1,68 \times 1,68} = 23$$

Se o resultado de sua conta for 23, seu peso estará normal.

Agora, compare seu IMC com a tabela ao lado e avalie seu peso:

A dieta ideal

Classificação	IMC (kg/m²)	Risco de doenças
Intervalo de peso	18,5 a 24,9	–
Excesso de peso	= ou > a 25,0	Pequeno
Pré-obeso	25,0 a 29,9	Aumentado
Obeso classe I	30,0 a 34,9	Moderado
Obeso classe II	35,0 a 39,9	Severo
Obeso classe III	= ou > a 40,0	Muito severo

Se o resultado do seu IMC acusou algum grau de obesidade, é preciso combatê-la. Comece agora, calculando suas necessidades diárias de calorias. Multiplique o peso desejado pelo número da tabela correspondente:

Necessidades diárias de calorias em relação ao seu peso		
Idade	Mulheres calorias/kg	Homens calorias/kg
de 15 a 18 anos	40	45
de 19 a 24 anos	38	40
de 25 a 50 anos	36	37
Acima de 50 anos	30	30

Faça o teste da obesidade

Exemplo: Uma mulher de 35 anos que meça 1,60 m e pese 55 quilos (peso normal) deve ingerir diariamente 1.980 calorias. Já aquela que é obesa e quer emagrecer, obviamente, precisa comer menos. Se esta diminuir 500 calorias daquele total considerado adequado para a mulher de peso normal, deverá consumir 1.480 calorias, aproximadamente. Assim certamente irá perder peso.

Sugestões de cardápios

Café da manhã
1 xícara (de chá) de café com leite
2 fatias de pão *diet*
2 colheres (de sobremesa) de requeijão *light*
1 porção de fruta

Lanche da manhã (intermediário)
Qualquer tipo de chá à vontade, sem açúcar
1 porção de fruta

Almoço
Salada de folhas à vontade
4 colheres de sopa (cheias) de arroz
4 colheres de sopa (cheias) de feijão
1 porção de carne magra
1 porção de verdura refogada ou legumes crus (ou refogados)
1 porção de fruta

Lanche da tarde (intermediário)
Qualquer tipo de chá à vontade, sem açúcar
1 porção de fruta
3 bolachas salgadas

Jantar
Salada de folhas à vontade
1 iogurte *diet*
1 porção de fruta

Lanche da noite ou ceia (intermediário)
1 copo de iogurte desnatado ou dietético

Lista dos substitutos

Do café com leite

1 copo de iogurte natural desnatado
1 copo de iogurte *diet*
1 fatia de queijo fresco
1 fatia de ricota ou *cottage*
1 copo americano de coalhada
2 colheres de sopa (médias) de leite em pó desnatado

Do pão *diet*

6 bolachas de água ou salgadas
6 torradas
1 pão francês
2 fatias de pão de fôrma
2 fatias de pão de centeio ou glúten
2 colheres de sopa (cheias) de farelo de aveia

Do requeijão *light*

Geleia *diet*, margarina *light* ou patê de ricota

Do arroz

4 colheres de sopa (cheias) de milho verde
1 pires de chá (cheio) de macarrão
1 batata grande
1 mandioca grande
1 mandioquinha média
2 colheres de sopa (cheias) de lentilha
2 colheres de sopa (cheias) de ervilha
2 colheres de sopa (cheias) de grão-de-bico
2 pães franceses
2 fatias de pão *diet*
2 fatias de pizza (massa fina e recheio sem gordura)

Do feijão

4 colheres de sopa (cheias) de lentilha, ervilha ou grão-de-bico (quando acompanhados de arroz)
8 colheres de sopa (cheias) de lentilha, ervilha ou grão-de-bico (quando não acompanhados de arroz)

Opções de alimentos

Legumes

6 colheres de sopa (cheias) de abobrinha
6 colheres de sopa (cheias) de chuchu
4 colheres de sopa (cheias) de cenoura
4 colheres de sopa (cheias) de vagem
1 tomate médio
1 palmito médio
1 pires de chá (cheio) de couve-flor
2 alcachofras médias
1 mandioquinha pequena
1 beterraba pequena
1 pires de chá (cheio) de champignon
1 pires de chá (cheio) de aspargos
Erva-doce, salsão, pepino ou *moyashi* à vontade

Alimentos que contêm proteínas

1 filé médio de peito de frango
2 coxas ou sobrecoxas médias sem pele
1 filé ou posta média de peixe
1 copo de atum
1 copo de peito de frango desfiado
1/2 lata de peito de peru desfiado
1 bife médio de fígado
1 bife médio de carne bovina
4 colheres de sopa (cheias) de carne bovina moída
4 colheres de sopa (cheias) de carne de frango moída

4 fatias médias de presunto magro
10 fatias de *carpaccio*
6 unidades de *kani*
2 salsichas
2 ovos

Verduras refogadas

4 colheres de sopa (cheias) de escarola
4 colheres de sopa (cheias) de espinafre
4 colheres de sopa (cheias) de almeirão
4 colheres de sopa (cheias) de rúcula
3 colheres de sopa (cheias) de mostarda
3 colheres de sopa (cheias) de couve
3 colheres de sopa (cheias) de acelga
3 colheres de sopa (cheias) de repolho

Obs.: verduras cruas podem ser consumidas à vontade.

Frutas

1 fatia grande de abacaxi
1 fatia grande de mamão
1 fatia grande de melão
1 fatia grande de melancia
1 laranja grande
1 laranja-lima grande
1 mexerica grande (com bagaço)
1 maçã média
1 maracujá médio
1 pera média
1 kiwi médio
1 caqui pequeno
1 banana pequena
1 manga pequena
2 pires de chá (cheios) de jabuticaba
1 pires de chá (cheio) de morango

2 pêssegos médios
2 figos médios
3 ameixas vermelhas médias
3 ameixas amarelas médias
1 cacho pequeno de uvas (com casca e semente)

Os nutrientes

A natureza tem um estoque completo de nutrientes, suficiente para suprir todas as necessidades do ser humano. Veja a seguir alguns exemplos de alimentos e suas principais características.

Arroz integral

O arroz integral é um poderoso combustível (energético) e um produto exemplar entre os carboidratos. Embora aparente ter um preparo complicado, é uma receita bastante simples: na véspera, escolha os grãos, lave em água abundante e deixe de molho. De manhã, cozinhe em água e sal por 30 minutos na panela de pressão. Pronto! Muito mais rico que o arroz branco, o arroz integral contém minerais e vitamina B1. Estimula o coração, o sistema nervoso e os músculos. As fibras da casca aumentam a sensação de saciedade. Em duas colheres de sopa há apenas 160 calorias.

IMPORTANTE: Mastigue muito bem cada porção.

Aveia

A aveia é outro carboidrato poderoso. É também uma ótima opção durante a gestação e no pós-parto. Contém vitaminas E e B5, que estimulam todo o organismo, reduzem a concentração de colesterol ruim, o LDL, e limitam a taxa de açúcar no sangue. Duas colheres de sopa com frutas ou mingau fornecem 112 calorias para o corpo.

Banana

Especialistas apontam a banana como uma das principais aliadas no combate ao estresse. Muito usada pelos esportistas contra a cãibra, a fruta, quando menos madura, também aumenta a energia do corpo. A energia da banana madura é de efeito menos prolongado: acalma, melhora o sono e o humor. Uma ou duas unidades por dia é o ideal. Experimente comê-las com aveia e canela ou adicione na vitamina matinal. Em 100 gramas de banana-prata há 89 calorias, na nanica 91 e na banana-maçã 114.

Berinjela

Meia xícara de berinjela garante os 2 gramas de fibras dos 20 gramas recomendados diariamente. É considerada um dos melhores defensores do corpo contra o colesterol. Em 100 gramas há 195 calorias. Além de ajudar o bom funcionamento do intestino, previne o surgimento do câncer nesse órgão. Famoso entre as modelos, o suco de berinjela na primeira refeição do dia ajuda a queimar a gordura. A dica é tomar um suco batido no liquidificador, produzido com um quarto de berinjela e o sumo de duas laranjas.

Brócolis

Um maço de brócolis de excelente qualidade deve ter raminhos bem verdes, sem folhas amarelas ou flores abertas, talos consistentes e firmes. Esse vegetal contém ferro e ácido fólico, eficazes contra a anemia. Rico em betacaroteno, vitaminas B e C, cálcio e potássio, restringe a formação de radicais livres, previne o câncer de mama ou de cólon e ameniza as cólicas menstruais e da menopausa, causadas por coágulos sanguíneos. Pode ser consumido cru, cozido ou centrifugado, como suco. Três vezes por semana, consuma uma xícara de brócolis cozidos na água fervente ou no vapor, e compute 44 calorias por xícara.

Cenoura

A cenoura garante outros 2 gramas de fibra por xícara. Famosa por proteger a pele no verão, ainda tonifica e fortalece os tecidos faciais, e previne contra o câncer de pulmão. Procure não raspar a superfície, pois muitos nutrientes se perderão nesse processo. Escolha cenouras frescas, de boa qualidade e que de preferência não contenham agrotóxicos. A acne encontra uma barreira no organismo abastecido por cenouras. Acostume-se a comê-las alguns dias na semana: uma unidade tem, em média, 20 calorias. Podem ser consumidas cruas, em saladas, cozidas, em sopas, sucos e tortas.

Gengibre

Por ser uma raiz, compõe a base da pirâmide alimentar. Tem aroma picante e pode ser cultivado em vaso. Na feira, escolha gengibres frescos, com a casca seca e sem partes moles. Quando em pó, estimula os órgãos da digestão. O chá feito do caule é ideal para combater o enjoo da gravidez ou de viagem. No banho estimula a circulação e reduz as dores musculares. O muco da gripe ou o catarro do pulmão podem diminuir se pequenas porções de gengibre forem ingeridas. As pessoas que forçam as cordas vocais têm nele um grande aliado. Deve-se consumir uma colher de café por dia, com moderação, para não irritar o estômago; contém apenas 15 calorias.

Iogurte

Localizado no topo da pirâmide, o iogurte *light* é um produto que protege a flora intestinal. Oferece ao organismo os mesmos benefícios do leite: cálcio, fósforo, proteínas e vitaminas A, B1 e B2. E vai mais além: contém micro-organismos vivos, que são os responsáveis pelo bom funcionamento do intestino. As pessoas não acostumadas com açúcar podem ingeri-lo, porque o açúcar é diluído no iogurte e transformado em ácido lático. Para as pessoas que tomam antibióticos com frequência, é uma boa pedida, pois ele potencializa seus efeitos positivos. Consuma 144 mililitros diariamente. Experimente em molhos e saladas e prefira o iogurte desnatado, que contém 90 calorias, contra as 152 do integral.

Laranja

Fonte de vitamina C, flavonoide, hesperidina, a laranja pro-

A dieta ideal

tege o organismo das infecções. Na pele, age como antioxidante, prevenindo as rugas. Ajuda na absorção do ferro e é essencial na luta contra o câncer. Escolha laranjas com casca fina e lisa, inchadas e de cor uniforme. Segundo especialistas, deve-se utilizar a centrífuga para a preparação do suco de laranja a partir dos gomos. Isso porque o suco fica mais rico em fibras, cremoso. Outra dica: coma a laranja ao natural, assim você aproveita melhor as fibras. Uma laranja grande por dia é suficiente. Ela possui 72 calorias.

Salmão

O salmão contém o óleo ômega 3 e 6, que protege o coração, combate o câncer de mama e eleva o nível de HDL: colesterol bom. Os ossos e os dentes são protegidos por causa da vitamina do complexo B e D do peixe. O iodo do salmão ajuda na regulagem da tireoide. Em 100 gramas encontram-se 166 calorias. Se o preço do salmão dificultar a inclusão na lista de compras, substitua-o pelos peixes sem pele, ou frangos e aves. A carne vermelha, mesmo com tantos detratores, é defendida por uma outra corrente, que afirma que a ingestão de duas porções dessa carne por semana repõe os níveis de ferro.

> **LEMBRE-SE**
> - Tenha uma alimentação variada.
> - Não faça dieta para emagrecer sem acompanhamento médico.
> - Não tome bebidas alcoólicas.

Sobrevivendo aos restaurantes

Ao ir a restaurantes, opte por comidas leves, menos calóricas. A seguir, algumas opções que constam do cardápio de muitos restaurantes, mas que você mesma pode preparar em casa.

Mãe... e agora?

Tagliatelle al pesto con gamberi
(*Tagliatelle* com *pesto* de manjericão e camarões)
(2 pessoas)

Ingredientes:

1/2 xícara de folhas de manjericão
1 dente de alho inteiro
1 colher (chá) de alho moído
1/2 xícara de parmesão ralado
2 colheres (sopa) de *pinoli* ou castanhas-do-pará torradas
azeite de oliva extravirgem a gosto
200 g de camarões rosa médios cortados em 3 pedaços
4 colheres (sopa) de vinho branco seco
2 porções (200 g) de *tagliatelle* cozido *al dente*
sal e pimenta-do-reino a gosto
8 fatias de tomate grelhadas

Preparo:

Pesto: Triture o manjericão com o dente de alho, o parmesão e os *pinoli* no liquidificador e acrescente azeite de oliva suficiente para formar uma pasta homogênea. Tempere com sal e pimenta. Reserve.

Camarão: Doure em uma frigideira o camarão com um pouco de azeite. Junte o alho e o vinho branco. Cozinhe por alguns segundos até o vinho evaporar. Tempere com sal e pimenta.
Junte o *tagliatelle* cozido e quente aos camarões. Refogue-os.
Acrescente 4 colheres de sopa de *pesto*. Misture bem. Sirva com parmesão ralado e *pinoli* polvilhados sobre a massa e as fatias de tomate grelhadas em volta do prato.

Insalata con filetto
(Salada morna com filé)
(2 pessoas)

Ingredientes:

2 porções de folhas lavadas e secas (alface, rúcula, *radicchio* e *frisé*)
200 gramas de filé-mignon cortado em tiras
1 colher (café) de alecrim seco
3 colheres (sopa) de *aceto balsamico*
4 colheres (sopa) de azeite de oliva extravirgem
2 colheres (sopa) de tomate seco picado
1 colher (sopa) de azeitona preta picada
sal e pimenta-do-reino a gosto
1 colher (chá) de mel

Preparo:

Molho: Misture bem 2 colheres (sopa) de *aceto balsamico* com 3 colheres de azeite, mel, sal e pimenta-do-reino. Separe.

Filés: Aqueça 1 colher de azeite em uma frigideira e doure as tiras de filé-mignon. Junte o tomate seco e as azeitonas. Tempere com *aceto balsamico* (1 colher), alecrim seco, sal e pimenta-do-reino. (Mantenha a carne aquecida.)

Montagem:

Misture as folhas com o molho e arrume-as em 2 pratos.
Disponha em volta das folhas as tiras de filé-mignon e regue-as com o molho que restou na frigideira.
Sirva em seguida com a carne ainda quente.

Tabela de calorias

Bebidas alcoólicas

Cerveja	1 copo: 240 ml	100,8
Conhaque	1 cálice: 20 ml	49,8
Licores	1 cálice: 20 ml	68,4
Uísque	1 dose: 30 ml	72,0
Vinho branco seco	1 copo: 100 ml	85,0
Vinho branco doce	1 copo: 100 ml	142,0
Vinho tinto	1 copo: 100 ml	65,0
Vodca	1 dose: 30 ml	72,0

Bebidas energéticas

Gatorade	1 frasco	45,6
Lactobacilos	1 frasco	61,0
Ades	1 copo	110,0

Refrigerantes

Coca-Cola	1 copo: 240 ml	93,6
Coca-Cola ou Pepsi-Cola *diet* ou *light*	1 lata: 350 ml	2,0
Guaraná	1 copo: 240 ml	76,8
Guaraná *diet*	1 lata: 350 ml	2,0
Sprite	1 copo: 240 ml	115,0
Sprite *diet*	1 lata: 350 ml	2,0
Tônica	1 copo: 240 ml	80,0

Sucos

Abacaxi (c/ adoçante)	1 copo: 200 ml	108,0
Acerola (c/ adoçante)	1 copo: 200 ml	24,0
Caju (c/ adoçante)	1 copo: 200 ml	37,0
Maracujá (c/ adoçante)	1 copo: 200 ml	30,0
Melancia (c/ adoçante)	1 copo: 200 ml	31,0
Limonada (c/ adoçante)	1 copo: 200 ml	12,0

A dieta ideal

Morango (c/ adoçante)	1 copo: 200 ml	47,2
Laranja	1 copo: 200 ml	113,0
Uva	1 copo: 200 ml	123,0
Água de coco	1 copo: 200 ml	53,7
Caldo de cana	1 copo: 200 ml	138,0

Biscoitos

Aveia e mel	unidade	29,0
Acqua	unidade	10,0
Maçã e canela	unidade	25,0
Biscoito recheado de chocolate	unidade	78,0
Wafer de chocolate	unidade	51,0
Biscoito de maisena	unidade	20,0
Biscoito de chocolate recheado	unidade	55,0
Água e sal	unidade	32,0
Cream cracker	unidade	34,0
Torradas	unidade	63,5
Salclic	unidade	25,0

Matinais

All-Bran ou Fibre-1	1 xícara de chá	135,0
Corn-Flakes	1 xícara de chá	110,0
Sucrilhos	1 xícara de chá	110,0
Granola	1 xícara de chá	160,0
Müsli ou Vitalis	1 xícara de chá	100,0
Nescau	1 colher de sopa	76,2
Neston	1 colher de sobremesa	37,5
Farinha láctea	1 colher de sobremesa	41,6
Barra de cereais	unidade	100,0

Bolos

Cenoura c/ cobertura de chocolate	1 fatia: 30 g	371,0
Fubá ou simples de chocolate	1 fatia: 30 g	311,0
Nozes	1 fatia: 30 g	465,0
Pão de ló	1 fatia: 30 g	161,0

Chocolate	1 fatia: 30 g	188,5
Bolo *light*	1 fatia: 30 g	139,0

Aves

Filé de peito de frango grelhado s/ pele	100 g:	98,0
Coxa/sobrecoxa de frango assada c/ pele	unidade: 100 g	156,0
Coxa/sobrecoxa de frango assada s/ pele	unidade: 100 g	109,0
Hambúrguer de frango	unidade: 56 g	112,0
Almôndega de peru	4 unidades: 100 g	200,0
Peito de peru assado	100 g	180,0
Tender	100 g	210,0
Peito de peru defumado	2 fatias: 87 g	93,0
Peito de frango à milanesa (frito)	150 g	581,0

Carne bovina

Acém assado	porção: 100 g	185,0
Alcatra assada	porção: 100 g	200,0
Alcatra frita	porção: 100 g	235,0
Coxão duro ou mole assado	porção: 100 g	200,0
Fraldinha assada	porção: 100 g	185,0
Patinho assado	porção: 100 g	200,0
Bife de patinho à milanesa	unidade: 160 g	580,0
Lagarto assado	porção: 100 g	170,0
Hambúrguer (carne moída magra)	1 bife pequeno: 85 g	94,0
Filé-mignon	1 bife: 100 g	261,0
Picanha	1 fatia: 100g	250,0
Músculo cozido	1 porção: 100 g	180,0

Carne suína

Bisteca	100 g	240,0
Pernil	100 g	293,0

Lombo	100 g	181,0
Linguiça	unidade	95,0
Toucinho defumado	1 fatia	137,7

Frios e embutidos

Blanquette ou *tubelle* de peru	4 fatias: 50 g	90,0
Peito de peru defumado	1 fatia: 30 g	93,0
Mortadela	1 fatia: 30 g	97,0
Presunto	1 fatia: 30 g	102,4
Presunto gordo defumado	1 fatia: 30 g	112,4
Rosbife	1 fatia: 30 g	83,0
Salame	5 fatias: 25 g	74,6
Salsicha cozida	unidade: 50 g	165,0
Salsicha de peru ou *chester*	unidade: 50 g	140,0

Frutos do mar

Camarão cozido	100 g	82,0
Camarão frito	100 g	310,0
Kani-kama	unidade	20,0
Lagosta cozida	100 g	98,0
Lula cozida	100 g	92,0
Marisco cru	100 g	50,0
Polvo cru	100 g	64,0
Siri	100 g	100,0

Peixes

Atum cru	100 g	146,0
Atum em conserva	100 g	262,5
Bacalhau	100 g	169,0
Badejo cozido	100 g	130,9
Cação cozido	100 g	138,0
Dourado cru	100 g	80,0
Haddock cru	100 g	73,7
Linguado cru	100 g	87,0
Merluza crua	100 g	142,0

Pescadinha assada	100 g	97,0
Robalo cru	100 g	72,0
Salmão cru	100 g	117,0
Sardinha crua	100 g	124,0
Sardinha em conserva	100 g	190,0

Chocolates

Ao leite	unidade: 30 g	162,0
Bis ou Rocky	unidade: 7,5 g	40,0
Charge	unidade: 40 g	215,0
Chokito	unidade: 32 g	141,0
Diamante Negro	unidade: 30 g	104,4
Laka	unidade: 30 g	165,0
Prestígio ou Fricote	unidade: 30 g	144,0
Milkybar	unidade: 28 g	130,0
Sufflair	unidade: 50 g	284,0
Talento	unidade: 100 g	530,0
Kinder Ovo	unidade: 20 g	101,0
Sonho de Valsa	unidade	115,0

Doces

Bala	unidade	16,0
Brigadeiro e cajuzinho	unidade pequena	60,0
Chandelle de chocolate	unidade	143,0
Chantibon	1 colher de sopa	66,2
Danette de chocolate	unidade	200,4
Doce de leite condensado	1 colher de sobremesa	39,6
Flan de baunilha/caramelo	unidade	148,8
Flan de baunilha/morango	unidade	138,0
Flan diet de chocolate (c/ leite desnatado)	unidade	51,0
Gelatina	1 pacote	76,0
Gelatina *diet*	1 pacote	1,3
Goiabada	1 pedaço	82,4
Marshmallow (pedaços)	5 unidades	98,0

A dieta ideal

Marshmallow (calda)	1 colher de sopa	56,4
Pêssego em calda	1 metade	83,5
Pudim *diet* de chocolate	unidade	66,0
Pudim *diet* de baunilha	unidade	62,0
Quindim ou torta de limão	unidade pequena	330,0
Suspiro	unidade pequena	15,0
Bomba recheada com creme	unidade	260,0
Torta de banana	unidade	209,0
Torta de maçã	unidade	241,0

Grãos

Aveia	1 colher de sopa	52,6
Arroz branco cozido	1 colher de sopa	57,0
Ervilha (lata)	1 colher de sopa	18,2
Feijão cozido	1 colher de sopa	16,8
Grão-de-bico cozido	1 colher de sopa	28,7
Lentilha cozida	1 colher de sopa	25,4
Milho (lata)	1 colher de sopa	20,2

Farinha

Arroz branco cozido	1 colher de sopa	54,6
Arroz integral cozido	1 colher de sopa	50,0
Aveia	1 colher de sobremesa	40,6
Mandioca	1 colher de sopa	53,9
Milho	1 colher de sopa	47,5
Rosca	1 colher de sopa	53,6
Trigo	1 colher de sopa	70,8

Frutas secas

Ameixa-preta	unidade média	36,0
Banana-passa	unidade média	27,2
Damasco dessecado	unidade	19,6
Maçã dessecada	meia unidade	46,9
Uva-passa	1 colher de sopa	28,9

Frutas oleaginosas

Amêndoas	1 xícara de chá	736,0
Amendoim torrado	unidade	5,9
Avelã	unidade	15,0
Castanha-de-caju	unidade	12,2
Castanha-do-pará	unidade	21,0
Coco ralado	1 colher de sopa	150,0
Nozes	1 copo	787,7

Frutas

Abacate	unidade média	484,3
Abacaxi	1 fatia	42,0
Acerola	unidade	2,2
Ameixa vermelha	unidade média	37,5
Amora	copo	75,0
Banana-maçã	unidade média	45,6
Banana-ouro	unidade média	47,5
Banana-prata	unidade média	44,5
Banana-nanica	unidade média	100,0
Caju	unidade média	4,4
Caqui	unidade média	102,5
Carambola	unidade média	20,0
Cereja	1 copo	140,0
Damasco	unidade	18,9
Figo	unidade média	37,0
Framboesa	1 xícara	45,0
Goiaba	unidade média	45,0
Graviola	unidade média	50,0
Jabuticaba	1 xícara	58,4
Kiwi	unidade média	46,0
Laranja	unidade média	62,0
Maçã	unidade média	90,9
Mamão	fatia média	88,4
Manga	unidade média	192,9

A dieta ideal

Maracujá	unidade média	45,0
Melancia	fatia grande	62,0
Melão	fatia média	44,8
Nectarina	unidade	38,4
Nêspera	unidade	17,6
Papaia	unidade média	88,4
Pera	unidade média	95,0
Pêssego	unidade	51,5
Pitanga	1 porção	14,3
Tangerina	unidade	50,0
Uva	1 copo	105,0

Laticínios

Bio	1 frasco	115,7
Iogurte *diet* natural	1 frasco	85,0
Iogurte *diet* de polpa de frutas	1 frasco	60,8
Corpus *diet* de coco ou ameixa	1 frasco	66,3
Corpus *diet* líquido	1 frasco	76,0
Dan'up (frutas)	1 frasco	172,0
Desnatado Danone	1 frasco	114,0
Natural Danone	1 frasco	138,0
Danoninho	1 frasco	152,0
Ninho Soleil	1 frasco	110,0
Pauli *diet* morango	1 frasco	56,0
Vigor top c/ geleia	1 frasco	202,0

Leites e derivados

Leite de vaca integral	1 copo	126,0
Leite de vaca desnatado	1 copo	69,2
Leite em pó desnatado	1 colher de sopa	28,0
Toddynho	unidade: 200 ml	200,0
Chantili	1 copo	746,0
Leite condensado	1 colher de sopa	117,7
Creme de leite	100 g	252,0

Queijos

Cream cheese	1 colher de sopa	89,0
Cream cheese light	1 colher de sopa	51,3
Catupiry	1 colher de sopa	63,0
Cheddar	1 fatia	127,0
Cottage	1 colher de sopa	40,0
Gorgonzola	1 fatia	119,2
Minas frescal	1 fatia	60,8
Minas *light*	1 fatia	38,2
Muçarela	1 fatia	108,1
Prato	1 fatia	105,9
Provolone	1 fatia	101,2
Requeijão	1 colher de sopa	83,4
Requeijão *light*	1 colher de sopa	27,0
Ricota	1 fatia: 40 g	71,6
Suíço	1 fatia	121,2

Petiscos, tira-gostos e lanches

Azeitonas verdes	10 unidades: 40 g	37,0
Batata frita	unidade	13,7
Batata frita	1 porção	420,0
Batata frita *light*	1 porção	140,0
Bolinha de queijo	unidade	42,0
Bolinho de bacalhau	unidade	142,0
Chee-tos	1 pacote	348,0
Coxinha cremosa com requeijão	unidade	270,0
Croquete de carne	unidade	72,0
Empadinha	unidade	55,9
Esfiha aberta de carne	unidade	54,0
Pipoca	1 copo	68,4
Pastel de carne	unidade	200,0
Pastel de queijo	unidade	130,0
Picles (conserva)	unidade	4,0
Quibe frito	unidade	103,0

A dieta ideal

Quibe assado	2 quadrados: 50 g	100,0
Nuggets de legumes (assados)	6 unidades	360,0
Nuggets de frango (assados)	6 unidades	400,0
Sanduíche de hambúrguer duplo completo (carne ou frango)	unidade	560,0

Sorvetes

Chicabon	1 picolé	109,0
Coco	1 picolé	94,0
Limão	1 picolé	57,6
Maracujá	1 picolé	60,8
Morango	1 picolé	65,7
Milka	1 picolé	219,0
Doce de leite	1 picolé	238,0
Chocolate	1 bola	188,0
Creme	1 bola	191,0
Flocos	1 bola	58,8
Abacaxi	1 bola	188,0
Coco	1 bola	61,2
Morango	1 bola	182,0
Diet Linea Slim	1 bola	88,0
Diet Linea Milky	1 bola	111,0
Sundae	unidade	310,0
Eskibon	unidade	284,0
Milk-shake de chocolate	1 copo: 250 ml	352,0
Milk-shake de baunilha	1 copo: 250 ml	383,0
Milk-shake de morango	1 copo: 250 ml	362,0

Legumes

Abóbora	1 colher de sopa	10,0
Abobrinha	unidade média	30,6
Alcachofra	unidade	31,5
Aspargo	unidade	3,9
Batata cozida ou assada	unidade grande	94,0
Berinjela	1 rodela média	7,5

Beterraba	unidade pequena	44,0
Brócolis cozidos	1 pires: 60 g	22,0
Cenoura	unidade	50,0
Chuchu	1 colher de sopa	10,7
Couve-flor	1 pires: 80 g	25,0
Cogumelo em conserva	1 copo	51,3
Mandioquinha	unidade média	62,0
Nabo	1 colher de sopa	8,7
Palmito	1 rodela	5,2
Pepino	unidade média	17,6
Pimentão	unidade	18,5
Quiabo	1 pires de chá	33,0
Rabanete	5 unidades médias	32,0
Tomate	2 unidades	30,0
Salsão (em palito)	1 copo	20,0
Vagem	1 pires de chá	34,0

Ovos

Clara frita	unidade	15,1
Ovo de codorna	unidade	12,9
Ovo de galinha cozido	unidade	79,0
Ovo de galinha frito	unidade	108,0
Ovo de galinha mexido	unidade	120,0

Massas

Capelete de carne	1 porção: 100 g	282,2
Ravióli	1 porção: 100 g	282,0
Espaguete	1 porção: 100 g	285,0
Lasanha	1 porção: 100 g	284,0
Miojo	1 pacote	325,0
Yakisoba	1 porção: 160 g	420,0
Pizza de 4 queijos	1 fatia: 140 g	380,0
Pizza de escarola	1 fatia: 140 g	288,6
Pizza de muçarela	1 fatia: 140 g	330,4
Pizza portuguesa	1 fatia: 140 g	449,8

Pães

Bisnaguinha	unidade	65,24
Croissant	unidade	180,0
Pão de fôrma *diet*	1 fatia: 30 g	58,0
Pão de glúten *light*	1 fatia: 30 g	45,2
Panetone	1 fatia	283,0
Pão de batata	unidade	135,0
Pão de centeio	1 fatia	69,0
Pão de queijo	unidade grande	173,0
Pão de fôrma	1 fatia	74,0
Pão de hambúrguer	unidade	144,0
Pão francês	unidade	134,5
Pão integral	1 fatia	72,0
Pão preto	1 fatia	99,0
Pão sírio	unidade	83,0

Gorduras

Azeite de oliva	1 colher de sopa: 10 g	90,0
Óleo de canola ou milho ou soja	1 colher de sopa: 10 g	90,0
Margarina	1 colher de sopa: 5 g	37,0
Margarina *light*	1 colher de sopa: 5 g	19,0
Manteiga	1 colher de sopa: 5 g	38,0
Banha de porco	1 colher de sopa: 20 g	180,0
Maionese	1 colher de sopa: 30 g	199,0

Nem tudo 26 são flores

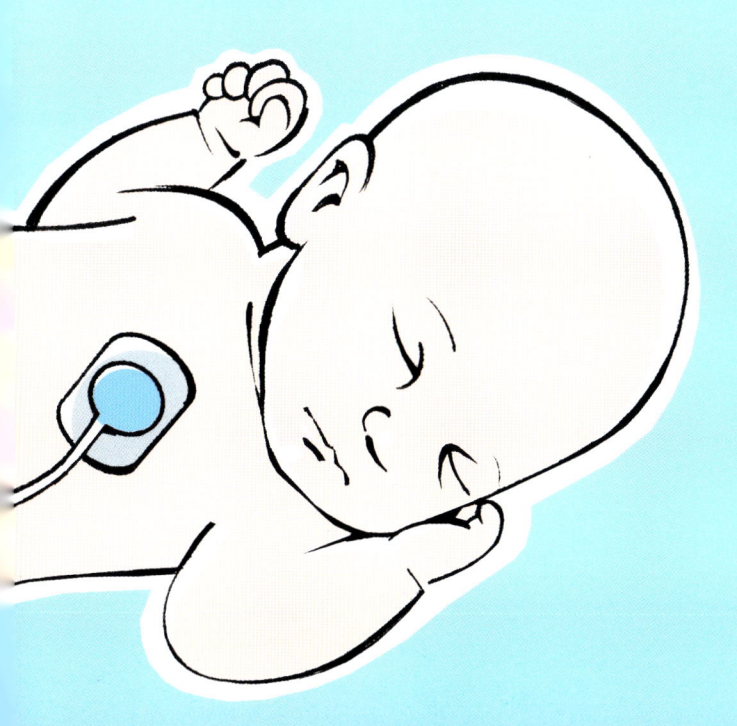

Aquela sensação de intensa alegria, a explosão de sentimentos, aqueles primeiros momentos em que tudo é emoção, paz e luz...
De repente deparei com o outro lado da maternidade. Sem saber como, encontrei-me em meio a um turbilhão de informações: respiração difícil, infecção, o que aconteceu? As ideias não se organizam, apenas um grande pânico e a dor tomam conta de todo o meu ser. Meu filho foi para a UTI, e eu estou ali, impotente, com soro na veia, pernas que ainda não me obedecem e o rosto desfigurado coberto de lágrimas: lágrimas até então para mim desconhecidas, de intensa dor, medo da perda e desespero.

    Minha mãe estava ao meu lado. Com a simplicidade de sempre, tentava me acalmar, mas eu só queria que me massageasse as pernas para eu conseguir sair correndo daquela cama. Tinha dito ao meu bebê que logo estaríamos juntos. Eu precisava ir! A expressão "leoa parida e ferida" cabia perfeitamente naquele momento. Minutos depois eu seguia pelo corredor e descia em direção à UTI, com determinação e forças tiradas não sei de onde. A partir daí um outro mundo me foi apresentado: som intenso, os aparelhos apitando a cada respiração ofegante, e lá estava o meu amor, deitado, inconsciente e completamente imóvel. Desesperada, pedi a Deus para poder trocar de lugar com ele. Lembrei-me da minha menina mais velha, que também precisava de mim, e decidi que ficaria forte ao seu lado e guardaria o leite para que meu filhinho pudesse usufruir essa fonte de saúde.

Meu leito hospitalar passou a ser uma poltrona ao lado da isolete, uma espécie de incubadora onde os bebês ficam isolados, medicados e aquecidos.

Contei com a compreensão e a ajuda das enfermeiras, que passaram a levar meus medicamentos para a UTI neonatal. Eu estava triste e confusa demais para sentir qualquer tipo de desconforto físico: nem cansaço, nem fome, nada. Só pensava no que tinha acontecido: uma criança sadia, forte, grande, como podia ser? Altas doses de antibióticos eram injetadas em suas finíssimas veias, que diariamente eram perdidas e novamente capturadas: aquilo me partia o coração.

Dessa maneira descobri o outro lado dos corredores da vida, um local sem festejos nem presentes, sem sorrisos nem visitas, dominado pela dor e pelas lágrimas, que, graças a Deus e aos anjos que lá se encontram, muitas vezes passam a ser de emoção e de alegria.

Outras mulheres estavam lá, com o semblante marcado pelo cansaço e o desespero. Algumas comemoravam as melhoras com entusiasmo. Fui aprendendo com essas "colegas" a respeitar e gostar daquele local. Não sabia quanto tempo iríamos ficar ali. Com certeza é o melhor lugar para os pais ficarem: e digo "pais", não apenas "mães": vocês precisam estar unidos e fortes nesse momento. Cada carinho, cada cantiga é importante; mesmo que não possam tocá-lo, falem com ele, pois estará ouvindo e reconhecendo as vozes que escutou durante o período em que esteve na barriga da mãe. Lembro que ao lado direito do meu filho estava um bebê prematuro, e seus pais revezavam-se com canções em tom suave e extremamente amoroso, como se dissessem: *Estamos aqui. Fique. Nós te amamos. Vale a pena lutar.* Ao ver aquilo, meu coração se partiu, não consegui controlar as lágrimas. Foi o primeiro momento em que pude olhar ao meu redor e perceber a dor do próximo. Aprendemos nesses dias o sentido das palavras compreensão, solidariedade e amor: o verdadeiro e puro amor.

Durante esses dias eu felizmente esqueci qual era a minha profissão e passei a ser apenas uma mãe lambendo a cria e tentando acariciar também a outra (minha filha Carol, que passou a nos visitar no hospital: foi muito doloroso para ela também). Apesar de meu filho não poder mamar nos primeiros dias, fiz questão de usar o banco de leite do hospital, onde eu retirava e armazenava o meu, para o caso de ele poder mamar na mamadeira, pois mamar no peito exige um bom fôlego, coisa de que no momento ele não dispunha. É importante estimular e retirar o leite, pois, se isso não for feito, corre-se o risco de perdê-lo. Geralmente as enfermeiras têm o maior prazer em nos ajudar.

Após três dias, com a discreta melhora da respiração do meu filho, implorei para tentar amamentá-lo, o que, depois de várias discussões médicas, permitiram-me fazer. Posso garantir que, a partir desse momento, só tivemos melhoras até a alta hospitalar.

Tive o prazer de ver várias mães sorridentes levando embora os seus filhos e pude acompanhar os altos e baixos de vários bebês, as alegrias de alguns pais e as decepções de outros. Felizmente houve nesse período muitas melhoras e altas, incluindo a nossa. Pude então afirmar o que sempre soube: que a fé e o amor são armas poderosas.

Ficamos sem saber o que realmente aconteceu: aquela pequena chance de as coisas se complicarem realmente se concretizou. Só sei que agradeço a Deus todos os dias por termos conseguido superar essa fase e hoje podermos usufruir a companhia dessa criança, que com toda a sua alegria e peraltice encheu nossa casa de luz. Hoje ele cresce com saúde, deixando-nos a todos cada vez mais apaixonados.

Casos especiais

Gestantes hipertensas

A hipertensão atualmente atinge um número reduzido de gestantes, que nos últimos meses da gravidez se veem às voltas com problemas de pressão arterial: pois, com o aumento do tamanho do bebê, é natural que haja compressão dos grandes vasos e artérias. Médicos americanos afirmam que o problema não é grave e, já que após o parto a hipertensão vai embora, evitam o uso de medicamentos durante a gestação, controlando-a apenas com uma dieta pobre em gorduras (estamos falando da hipertensão específica da gravidez).

No caso de hipertensão associada a cardiopatia, os medicamentos devem ser mantidos. Uma boa orientação alimentar é importante nesse período, pois a obesidade só irá agravar o quadro.

O pós-parto geralmente é tranquilo. Devemos dedicar especial atenção aos níveis de pressão, pois, se a hipertensão for específica da gestação, a tendência é que a melhora seja rápida. Assim, é normal que o médico vá mudando gradativamente os medicamentos e suas dosagens.

A amamentação deve ser estimulada. O leite materno é importante nessa fase, pois, mesmo que a mãe esteja tomando medicamentos para a pressão, o custo-benefício nesse caso vale a pena, com exceção dos casos de eclâmpsia (hipertensão com convulsões), em que geralmente as pacientes são encaminhadas para a UTI em estado de saúde muito delicado, nesse momento não é importante pensar em amamentação, apenas em salvar vidas.

Diabetes

O pré-natal da gestante diabética deve ser acompanhado não apenas pelo obstetra, mas também pelo clínico, o endocrinologista, o oftalmologista e o nutricionista. Essa equipe multidisciplinar é ideal para cuidar de todos os detalhes para que sua gestação corra o mais tranquila possível e se possam evitar as complicações que essa patologia pode causar no pós-parto se não for bem conduzida assim que detectada.

No início, as visitas devem ser quinzenais, e nelas serão registrados o peso, a medida da altura uterina, pressão arterial e fundo de olho: além de se fazerem exames laboratoriais. Graças ao avanço da medicina, a saúde fetal pode ser acompanhada e avaliada com segurança.

Podem ocorrer náuseas e vômitos frequentes, infecções urinárias e problemas respiratórios, além de aumento de peso, se a gestante não for bem orientada. O rigoroso controle metabólico e da curva glicêmica pode evitar o agravamento do diabetes: além de uma dieta programada e seguida à risca, pois é muito importante que não haja ganho de peso excessivo (no máximo 12 quilos). Hoje, com essa atenção especial, as gestantes diabéticas podem ter partos tranquilos.

A principal aliada é a insulina, que irá estabilizar os níveis de glicemia.

O pós-parto será consequência dos cuidados tomados durante a gestação. E um bom acompanhamento será essencial para que mãe e filho se mantenham saudáveis.

A glicemia da mãe e do recém-nascido deve ser controlada até que se chegue a uma conclusão médica.

A amamentação em nada deve ser alterada. Os mamilos devem estar preparados e fortes para as primeiras tentativas de sucção. É preciso um cuidado especial para evitar rachaduras no bico dos seios.

Caso seu parto tenha sido cesariana, o que é provável, uma atenção especial deve ser dada ao corte cirúrgico do abdome, pois o diabetes tende a prejudicar o processo de cicatrização. Fique atenta e informe seu obstetra sobre qualquer alteração.

Cardiopatia

É claro que o procedimento médico depende do tipo de cardiopatia e principalmente da sua gravidade. Os casos leves merecem apenas um pouco mais de atenção do que uma gravidez normal. Os moderados e graves devem ser obrigatoriamente acompanhados por cardiologista, até mesmo no pós-parto imediato, que é um momento de grande sobrecarga para o coração.

Se você teve uma boa orientação e acesso aos medicamentos adequados, a gravidez deve ter decorrido sem problemas. Após o parto, a amamentação deve ser estimulada. Normalmente as medicações são mantidas para garantir a saúde da mãe.

Câncer

Geralmente uma paciente que sofre de neoplasia (câncer) é orientada a evitar a gestação até o tratamento e a cura do câncer, que pode evoluir para cirurgias, quimioterapia ou radioterapia, tratamentos que são muito agressivos para o bebê. Mas pode acontecer uma gestação inesperada, ou até mesmo a descoberta da patologia após se saber da gravidez. Existem vários tipos de neoplasias, que podem surgir em órgãos diversos e em diferentes graus de evolução. Caso durante a gravidez a gestante tenha feito uso de quimioterápicos, a amamentação deverá ser suspensa.

Acompanhei uma gestante com câncer que optou por não fazer o tratamento durante a gestação, causando assim o agravamento de sua doença, pois não queria correr o risco de prejudicar o bebê. Acredito que tenha sido uma dura decisão, que só cabia a ela tomar.

HIV positivo (AIDS)

Atualmente, no Brasil, o Ministério da Saúde criou um protocolo para a gestante com HIV positivo, que consiste no uso do medicamento AZT durante a gravidez, reduzindo o risco de contaminação do bebê. Estudos mostram que a maioria dos casos de contaminação materno-infantil do HIV (cerca de 65%) ocorre durante o trabalho de parto e no parto propriamente dito. No Brasil, a indicação do parto nesse caso é a cesariana. A amamentação representa um risco adicional de transmissão, e é melhor evitá-la. A presença de carga viral nas secreções cervicovaginais e no leite materno constitui um fator determinante de risco.

É muito importante que haja um bom controle do estado geral da paciente. Os cuidados tomados durante a gravidez serão de grande valia nesse momento.

Após o parto, a criança será submetida a exames específicos.

Depressão pós-parto

Durante a gestação, o corpo da mulher sofre algumas transformações. Além de adquirir mais peso, suas pernas podem inchar, os seios ficam mais volumosos, sensíveis e doloridos, e a pressão arterial pode oscilar frequentemente, ficando mais alta ou mais baixa.

A partir do momento em que a mulher dá à luz, inicia-se um outro período: o puerpério, reconhecido pelos psiquiatras como uma fase que provoca algumas alterações mentais (síndromes) em grande parte das mulheres.

As síndromes psiquiátricas características do pós-parto podem ser divididas em três categorias:

1. A chamada *melancolia pós parto* (ou *blues* pós-parto) é a forma mais comum de alteração do estado de humor da mulher depois do nascimento do filho. Essa síndrome chega a atingir entre 30% (casos mais severos) e 85% (queixas mais leves) das mulheres que dão à luz. É caracterizada por sintomas depressivos leves, que geralmente começam nos primeiros dias após o parto. Exemplos de algumas alterações: tensão emocional, humor instável, ansiedade, choro fácil e insônia. Esses sintomas podem aumentar no quarto ou quinto dia. Mas, em seguida e aos poucos, sua intensidade diminui. Normalmente desaparecem em torno do décimo dia após o parto.

2. A *depressão pós-parto* é menos frequente (atinge aproximadamente 10% dos casos). Essa síndrome pode ser consequência da própria melancolia pós-parto. Na maioria das vezes, apresentará seus sinais logo nos primeiros dias após o nascimento do bebê. Nesse caso, provoca os

mesmos sintomas da melancolia pós-parto (tensão, ansiedade, irritabilidade, choro e insônia). A diferença é que esses sintomas são muito mais severos. Também provoca perda de interesse ou prazer sexual, fadiga, queixas de dor e mal-estar físico, preocupação excessiva e sentimentos negativos com relação ao bebê (a mulher pode ter dúvidas a respeito de sua capacidade de ser uma boa mãe). Esses sintomas irão se agravar. A partir daí, a mãe ficará impossibilitada até de realizar suas funções do dia a dia. Em casos ainda mais graves, ocorrem pensamentos e tentativas de suicídio.

3. A *psicose pós-parto* é o sintoma mais grave de doença psiquiátrica nas mulheres que dão à luz, mas é a menos frequente, atingindo apenas uma ou duas de cada mil parturientes. Geralmente o início dessa síndrome é dramático e pode começar no segundo ou terceiro dia após o parto. Porém é mais comum acontecer entre a segunda e a quarta semana depois do nascimento da criança. Sintomas iniciais: inquietação, irritabilidade e insônia, com alterações súbitas de humor. Por exemplo: a mulher está triste e, de repente, passa a ficar alegre e expansiva, ou vice-versa. Nessa síndrome, um dos sintomas pode ser distorções da realidade. Por isso, é possível que a mulher comece a ter sinais de crenças delirantes – por exemplo, pode acreditar que o bebê é malformado ou que está morrendo, ou mesmo que possui poderes especiais, acreditando que ele é Deus ou o demônio. Também podem acontecer alucinações, geralmente auditivas: por exemplo, a mãe ouve vozes que, segundo ela, a instigam a fazer mal ao bebê.

Essas são as três síndromes psiquiátricas pós-parto mais comuns. Nesse período, haverá um risco maior de a mulher sofrer de síndromes até mais graves, porque está muito fragilizada emocionalmente por ter dado à luz. Poderão ocorrer, por exemplo, transtornos de ansiedade generalizada, síndrome do pânico, doenças afetivas etc. Existe uma estatística de que mais da metade das mães que já apresentaram psicose ou depressão pós-parto terão esses problemas em futuras gestações.

Ainda não são conhecidos os motivos que podem levar a mulher a adquirir essas doenças psiquiátricas pós-parto. Nas primeiras 48 horas após o nascimento do bebê, existe uma diminuição considerável nos níveis dos hormônios progesterona e estrogênio. Além disso, os níveis de cortisol e de hormônios tireoideanos também ficam reduzidos. Essa alteração hormonal tão brusca pode contribuir para que a mulher sofra de desequilíbrios psiquiátricos depois do parto.

Mas os fatores sociais também não devem ser esquecidos. Muitas vezes, durante a gestação, a mulher pode sofrer estresse causado por problemas conjugais e familiares que poderão aumentar o risco de ela contrair doenças depressivas no período pós-parto. Existe um quadro clínico muito comum: uma gestante adolescente passa pela transição da condição de filha para a de mãe, papel que não está preparada para assumir. Essa jovem está insegura porque vai experimentar dois sentimentos opostos e enfrentará a gestação com grande fragilidade. A depressão pós-parto pode acontecer em qualquer idade, porém é muito mais comum ocorrer em mulheres com gestação precoce.

Normalmente as depressões e síndromes pós-parto duram até três meses. No entanto, se não forem tratadas, é possível que esse estado depressivo se arraste ao longo dos anos. Existem vários estudos psiquiátricos que podem comprovar a importância do diagnóstico. Por isso, se a mulher que deu à luz apresentar algum sintoma, o ideal é procurar um profissional competente e submeter-se a um tratamento adequado. A ausência de tratamento nas depressões pós-parto poderá provocar transtornos mais graves e mais difíceis de tratar. Além disso, filhos de mães deprimidas têm mais dificuldade no relacionamento afetivo e sofrem alterações no comportamento. Em casos mais graves, muitas crianças sofrem maus-tratos de mães depressivas ou com manifestação de doenças psiquiátricas pós-parto que não foram tratadas.

O diagnóstico é que vai indicar o melhor tratamento nas depressões pós-parto. No caso da melancolia pós-parto, em que os sintomas são bem mais leves e a duração é de um curto espaço de tempo, a capacidade de a mãe cuidar do bebê estará totalmente preservada. Assim, geralmente ela não precisará receber tratamento específico. A orientação dos familiares e dos profissionais envolvidos será suficiente para garantir sua cura.

Alguns casos de depressão pós-parto podem evoluir para complicações mais sérias. Por isso, a mãe e os familiares devem ser advertidos para a possibilidade de a doença se agravar e de os sintomas permanecerem durante algum tempo. Nessa situação a mulher deve procurar um tratamento psiquiátrico. Os casos de psicose pós-parto precisam ser tratados o mais rápido possível, para diminuir o risco de complicações mais sérias. Se houver ameaça da integridade da mãe ou do bebê, a mulher será hospitalizada e tomará antidepressivos e antipsicóticos. Porém esses medicamentos deverão ser muito bem avaliados e dosados. Isso porque essas medicações poderão passar para o leite materno e provocar efeitos indesejáveis no bebê. É sempre bom lembrar que os profissionais qualificados têm papel fundamental no processo de cura das depressões pós-parto.

Com o objetivo de identificar mães que sofrem de depressão pós-parto, pesquisadores da Universidade de Edimburgo desenvolveram um questionário para detectar a presença e a gravidade dos sintomas depressivos. A Escala de Depressão Pós-Natal tem dez itens e pode ser respondida em apenas cinco minutos. Os casos com escore acima de 12 ou 13 pontos são fortemente sugestivos de depressão pós-parto e devem ser encaminhados para avaliação psiquiátrica (veja questionário na página ao lado).

Se você teve bebê recentemente, gostaríamos de saber como está se sentindo. Por favor, marque a resposta que melhor se enquadre ao seu estado nos *últimos sete dias*, e não apenas ao que sente hoje. Depois, some o total de pontos.

Nem tudo são flores

Nos últimos sete dias:

1. Tenho sido capaz de rir e achar graça das coisas:
(0) Como sempre fiz.
(1) Não tanto quanto antes.
(2) Bem menos do que antes.
(3) De modo algum.

2. Sinto prazer pelas coisas que virão no futuro:
(0) Tanto como sempre senti.
(1) Um pouco menos do que antes.
(2) Definitivamente menos do que antes.
(3) De modo algum.

3. Eu me culpo sem motivo quando as coisas saem erradas:
(3) Sim, na maioria das vezes.
(2) Sim, algumas vezes.
(1) Não é muito frequente.
(0) Não, nunca.

4. Tenho estado ansiosa ou preocupada sem um motivo grave o bastante para justificar isso:
(0) Não, de modo algum.
(1) Raramente.
(2) Sim, algumas vezes.
(3) Sim, muitas vezes.

5. Tenho me sentido assustada ou em pânico sem uma boa razão para isso:
(3) Sim, muitas vezes.
(2) Sim, algumas vezes.
(1) Não muito.
(0) Não, nunca.

6. Tenho tido dificuldade em lidar com as tarefas e os problemas do dia a dia:
(3) Sim, na maioria das vezes não tenho sido capaz de lidar bem com eles.
(2) Sim, às vezes tenho mais dificuldade em lidar bem com eles do que tinha antes.
(1) Não, tenho me saído bem na maioria das vezes.
(0) Não, tenho lidado com eles tão bem quanto antes.

7. Sinto-me tão infeliz a ponto de ter dificuldade para dormir:
(3) Sim, na maior parte do tempo.
(2) Sim, às vezes.
(1) Não é muito frequente.
(0) Não, nenhuma vez.

8. Sinto-me triste ou arrasada:
(3) Sim, na maior parte do tempo.
(2) Sim, com frequência.
(1) Não, é pouco frequente.
(0) Não, de modo algum.

9. Tenho me sentido tão infeliz a ponto de chorar:
(3) Sim, na maior parte do tempo.
(2) Sim, com bastante frequência.
(1) Apenas ocasionalmente.
(0) Não, nunca.

10. A ideia de fazer mal a mim mesma tem me passado pela cabeça:
(3) Sim, com frequência.
(2) Sim, às vezes.
(1) Muito raramente.
(0) Não, nunca.

Mães-coragem

Como bem sabemos, nosso país ainda é carente no que diz respeito à saúde pública. Mulheres e crianças continuam pagando um preço muito alto por isso, contando apenas com a sorte e a bondade humana. Recentemente tive a felicidade de visitar o Núcleo de Atendimento da Criança com Paralisia Cerebral (NACPC), em Salvador, onde elas encontram apoio, solidariedade e o principal, atendimento diferenciado, cujo objetivo é integrar essas crianças e mães na sociedade.

Pude presenciar o carinho e a dedicação que essas mães tão simples e sofridas serenamente dispensam aos filhos. Não vi apenas bebês pequenos, leves e frágeis. Havia crianças de todas as idades, mas infelizmente totalmente dependentes das mães.

Era festa de Natal e todos estavam felizes com a presença do convidado tão esperado, o Papai Noel. As mães também estavam comemorando a melhora do estado dos filhos, em razão dos cuidados que tinham recebido durante o ano. Essas mulheres realmente são "mães-coragem", pois enfrentam a dura rotina da vida com um largo sorriso no rosto e muita garra. Confesso que me senti pequena diante de tanta força.

Graças a Deus essas crianças crescem; mas, com elas, o problema das mães, que sem se queixar enfrentam duras caminhadas com o filho nos braços, felizes por poderem finalmente chegar a um local onde ele receberá o tratamento adequado. Uma mãe em especial me chamou a atenção, pois carregava um menino bem pesado, robusto e agitado. Com uma força sobre-humana e uma fisionomia radiante de satisfação por estar ali, ela se movia de um lado para outro, procurando mostrar a ele todos os detalhes da festa. Impressionada com tal energia e vitalidade, procurei saber mais sobre eles, e qual não foi a minha surpresa quando soube que a criança tinha sido adotada. Que criaturas tão amorosas são essas? Fiquei perplexa e envergonhada.

O Núcleo de Atendimento da Criança com Paralisia Cerebral foi fundado por um casal de médicos, os drs. Pedro e Daniela

Guimarães, que não conseguiu fechar os olhos para esse problema que, infelizmente, acontece em todo o Brasil. Segundo eles, "a criança é frágil. Quando é carente é mais frágil ainda, e quando está doente a situação se agrava".

Essas crianças sofrem de paralisia cerebral, e muitos desses casos podem ser evitados com um bom pré-natal.

O que é paralisia cerebral

A expressão *paralisia cerebral* descreve um estado de saúde decorrente de danos ao sistema nervoso central.

O portador de paralisia cerebral geralmente não possui o controle completo dos músculos do corpo, o que leva a dificuldades motoras e falta de coordenação que podem afetar desde seu desenvolvimento físico até sua fonação.

Essas dificuldades variam desde graus mais leves, que geram perturbações sutis, quase imperceptíveis, até mais graves, como incapacidade para andar e falar.

Causas da doença

A paralisia cerebral é causada por muitos fatores. Qualquer agressão ao sistema nervoso que ocorra em idade precoce pode levar a uma lesão irreversível e não progressiva. Os fatores estão divididos em três grupos.

Pré-natais (durante a gravidez):
- toxemia gravídica;
- malformações do sistema nervoso central;
- infecções;
- anemias graves;
- hipertensão arterial.

Perinatais (durante ou logo após o parto):
- traumatismo no parto;
- sofrimento fetal;
- distúrbios circulatórios cerebrais;

- nascimento prematuro;
- recém-nascido de baixo peso.

***Pós-natais** (depois do parto)*:
- asfixia;
- traumatismo craniano;
- infecções do sistema nervoso (por exemplo, meningites).

Principais problemas

As crianças com paralisia cerebral têm várias alterações e dificuldades, nem todas relacionadas a lesões cerebrais. Elas podem surgir associadas ou isoladamente, dependendo do estado clínico da criança. As mais comuns são:

- convulsões;
- alterações mentais;
- distúrbios da fala;
- deficiências visuais;
- deficiências auditivas;
- dificuldade de aprendizado.

O tratamento exige uma equipe multidisciplinar:

- clínico geral;
- pediatra;
- neuropediatra;
- urologista;
- fonoaudiologista;
- fisioterapeuta;
- terapeuta ocupacional;
- arteterapeuta;
- musicoterapeuta;
- gastroenterologista etc.

Prematuros

De acordo com a OMS toda mulher que der à luz antes da 37ª semana terá um filho prematuro.

As chances de sobrevivência desses bebês variam de acordo com o peso, a formação dos órgãos e as condições em que se encontravam na hora do nascimento.

Também dependem muito dos recursos oferecidos pela maternidade. O hospital precisa ter aparelhos apropriados e médicos capacitados para ajudar o bebê a sobreviver.

Tecnologia a favor dos pequenos

O prematuro não consegue manter sozinho as condições vitais. Nesse caso e em outras situações, os aparelhos hospitalares encarregam-se de realizar as funções vitais que o bebê não consegue cumprir por si mesmo. A tecnologia e os novos estudos da neonatologia evoluíram muito e hoje salvam grande parte dessas crianças.

Mesmo com um final feliz, o pós-parto no caso de um filho prematuro pode se tornar uma fase difícil e dolorosa. Mas você, mamãe, tem que ter muita força e calma para superar junto com seu filhote essas primeiras dificuldades.

Atitudes que ajudam a superar essa fase

Ninguém imagina que o bebê vá nascer antes da hora. Porém se isso acontecer com você, arregace as mangas, peça auxílio aos amigos e familiares e vire uma leoa. Isso mesmo: seu filhinho precisará de você, do seu amor, da sua dedicação e do seu leite.

Prepare-se: você terá alta e, infelizmente, seu bebê não. Essa será a pior fase. Respire fundo, ou então, se sentir vontade, chore mesmo para aliviar toda a sua angústia. Lembre que você passou pelo parto e, independentemente da sua personalidade, estará um pouco fragilizada. Não hesite em pedir a ajuda das pessoas que estão à sua volta. Nessa hora a união é fundamental.

Provavelmente você terá que tirar seu leite para dar ao bebê, já que em alguns casos ele não vai conseguir mamar sozinho. Peça orientação às enfermeiras.

Organize seu dia para as visitas à maternidade.

Converse muito com seu filhinho. Ele vai reconhecer sua voz e se sentirá acolhido.

O leite materno é fundamental para a recuperação do seu pimpolho. Não se esqueça de se alimentar bem e tomar bastante líquido para continuar a produzi-lo.

Converse com outras mães que estejam na mesma situação. Essa troca de experiências pode ajudar você a superar mais facilmente essa fase, repleta de medos e preocupações.

Faça um verdadeiro interrogatório na hora da visita do pediatra à UTI neonatal. A informação vinda de um especialista será sua melhor aliada.

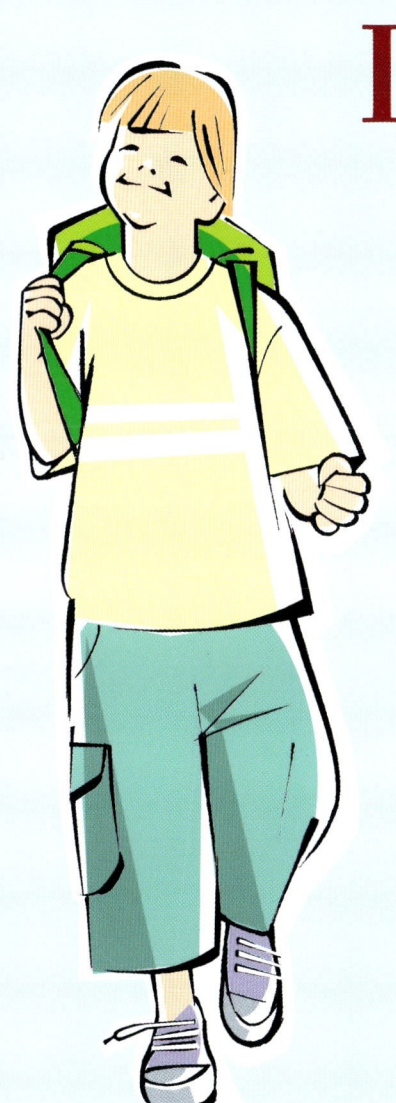

Idade ㉗ escolar

Atualmente os conceitos mudaram muito em relação ao início da vida escolar. O que era chamado de "jardim de infância" passou a ser tratado com grande atenção, e leva hoje o nome de "educação infantil". Ouvi com muito interesse e alegria uma palestra em que esse assunto foi abordado com clareza e sabedoria, mostrando como é importante o aprendizado nessa fase, e que eles vão levar adiante os ensinamentos e os valores desse início de vida. A importância da primeira escola é fundamental para moldar a personalidade e o desenvolvimento emocional da criança. Isso foi reconhecido por psicólogos do mundo todo.

O psicólogo Erik Erikson mostrou a grande importância dos primeiros dois anos de vida para estabelecer confiança e desconfiança. Hoje sabemos que a maneira como tratamos comumente a criança – o modo como cuidamos dela, educamos, sorrimos, falamos, aceitamos e damos amor – determina de forma ampla suas atitudes e expectativas diante do mundo. A criança criada em um ambiente de carinho e apoio emocional vai crescer confiante e estará aberta a novas experiências.

Vários especialistas em educação, especialmente o dr. Benjamin Bloom, da Universidade de Chicago, alegam que o crescimento mental corresponde aproximadamente ao crescimento cerebral. Essa relação reforça a importância vital dos primeiros dois anos da vida da criança, ou seja, nesses primeiros meses de vida os estímulos corretos serão fundamentais para seu futuro desenvolvimento intelectual. É importante que você crie ambientes enriquecedores para que seu filho possa desenvolver todo seu potencial ainda em casa.

Geralmente as escolas que possuem o setor de educação infantil começam a aceitar as crianças a partir de 1 ano e meio de idade (18 meses), quando elas literalmente começam a sair das fraldas. Informe-se a respeito da seriedade da escola e do método que ela utiliza. O ideal é que seja o mais próximo possível do que você e sua família valorizam e esperam de um estabelecimento de ensino. Visite-a e conheça seus coordenadores. Se possível, tente conversar com alguns pais sobre o dia a dia das crianças. Saiba que nem sempre a escola mais conceituada é a melhor para nossos filhos.

Eles vão crescer

Eles crescem, e mudam o tipo de sentimentos, preocupações e dúvidas. Curtimos o primeiro dia de aula, sentimos os primeiros tombos, nos preocupamos com a primeira briguinha na escola.

Ficamos com o coração apertado quando são avaliados para entrar em uma nova escola (um desafio!), e seguimos de perto as amizades, as notas. Sofremos com cada decepção e nos alegramos com todas as conquistas.

Acompanhamos atentamente seus avanços e torcemos para que façam sempre as melhores escolhas. Esperamos de madrugada a volta das festinhas e dos encontros com a turma. Passar noites esperando "as crianças" faz parte da "síndrome" de mãe. Tentamos afastar as preocupações lembrando o primeiro sorriso, os primeiros dentinhos, o dia em que começou a dar os primeiros passos... Aguardamos os primeiros amores e praticamente estudamos juntos para a entrada na universidade, torcendo até que saia o resultado. E eles nem podem desconfiar de tamanha ansiedade, pois não queremos pressioná-los com nossas expectativas, mas sim ser os primeiros a apoiá-los na derrota ou comemorar suas vitórias.

Mãe é assim mesmo: chora quando tudo vai bem, chora se tem algum problema, chora na primeira viagem sem eles e mais ainda quando eles viajam sem ela: mas adora mesmo é chorar de alegria.

Eles vão crescer, e com eles o nosso amor. Um dia seguirão a sua vida, terão uma família e talvez construam uma nova história: se possível, uma que fale de paz e de dias felizes, lembrando os Natais inesquecíveis, os domingos alegres, as broncas memoráveis e os abraços de puro amor...

Agradecimentos

Uma vez mais ao Quartim Moraes, pela confiança e amizade de sempre.

A toda a equipe da Ediouro, pela dedicação e profissionalismo.

Agradeço especialmente às pessoas a seguir, que participaram deste livro de forma tão carinhosa:

- Myrian Clarck e Jayme A. Costa Pinto Júnior, pais de Pedro e Maria Clara.
- Sônia Bridi e Paulo Zero, pais de Mariana e Pedro.
- Silvia Alessandra Martins Deeke e José Gilberto Deeke, pais de Nathália e Guilherme.
- Viviane Deeke Alexandre, jornalista.
- Pedro Cozzi Júnior, microempresário.

Meus sinceros agradecimentos a todos os profissionais a seguir, que contribuíram com este livro.

DR. ANTHONY WONG
- Pediatra e professor doutor em medicina pela Faculdade de Medicina da Universidade de São Paulo (FMUSP), toxicologista clínico, diretor do Centro de Assistência em Toxicologia do Instituto da Criança do Hospital das Clínicas e assessor da Organização Mundial da Saúde (OMC).

DRA. CLARICE SKALCOVICH JEREISSATI
- Psicóloga que atua em Ribeirão Preto, SP, especialista em família, gestantes e pós-parto.

DR. EDUARDO ZLOTNIK
- Ginecologista, médico do Check-up da Mulher do Hospital Israelita Albert Einstein, mestre em perinatologia, diretor-médico voluntário do Clube Hebraica e do Centro Médico Abraão Garfinkel.

DR. ROGÉRIO MORENO
- Obstetra e ginecologista do Hospital e Maternidade São Luís, em São Paulo, SP.

DR. FLÁVIO WLADMIR CARNEVALE FILHO
- Mestre e doutor em dentística pela USP, professor de dentística da Faculdade de Odontologia da Universidade de Mogi das Cruzes, da Universidade Guarulhos e da Fundação Lusíada, em Santos, SP.

DR. PAULO CLEMENTE SALLET
- Doutor em psiquiatria pela Faculdade de Medicina da USP, médico responsável pelo serviço de psiquiatria da Clínica Sallet, em São Paulo, SP.

DR. LUIZ ZITRON
- Obstetra e ginecologista, atua em São Paulo, SP.

Agradecimentos

MARIA CECILIA CORSI
- Nutricionista, responsável pelo Centro de Orientação Nutricional da Johnson & Johnson (adoçante Splenda), pós-graduada em Nutrição Clínica, com especialização em nutrição do atleta.

LÚCIA OLIVEIRA
- Instrutora certificada pela Poleftar Education, consultora técnica de pilates da Academia Fórmula, em São Paulo, SP.

MARCIA REGINA DA SILVA
- Consultora internacional em aleitamento materno – IBLCE. Coordenadora do Grupo de Apoio à Amamentação (Gaam) do Hospital e Maternidade São Luís, em São Paulo, SP.

PAULO MEYRA
- Professor de Educação Física, formado pela Universidade Católica de Salvador, especialista em musculação pela FMU-SP, especialista em fisiologia do exercício pela Escola Paulista de Medicina — SP, coordenador técnico da Academia Paulo Meyra, em Salvador, BA.

NÚCLEO DE ATENDIMENTO ÀS CRIANÇAS COM PARALISIA CEREBRAL, SALVADOR, BA.
- Dr. Pedro Guimarães e dra. Daniela Guimarães, presidente e diretora, respectivamente, da citada instituição.

RESTAURANTE VICOLO NOSTRO, SÃO PAULO, SP
- Silvana Piran, proprietária e *chef* de cozinha, pelas dicas e fotos cedidas.

DARCIO LEITE SANTOS
- Diretor da Infanti do Brasil.

STUDIO W: IGUATEMI
- Silvana Lima, cabeleireira, pelas dicas e fotos cedidas.

THAIS DUARTE
- Nutricionista com pós-graduação em Gestão da Qualidade de Alimentos e proprietária do restaurante Mangiare e Salute, em São Paulo, SP.

WILLIAMS MORALES MANSO
- Diretor de exercícios físicos para gestantes na Academia Fórmula, em São Paulo, SP.

Bibliografia

COX, J. L. *et al.* "Detection of Postnatal Depression: Development of the 10-item Edinburgh Postnatal Depression Scale". Em *Br. J. Psychiatry*, n. 150, 1987.

_____. *Escala de depressão pós-natal de Edimburgo*. Edimburgo: Departamento de Psiquiatria da Universidade de Edimburgo, 1987.

EISSENBERG, Arlene *et al. O que esperar nos primeiros anos*. São Paulo: Record, 1994.

ESTIVILL, Eduard & BÉJAR, Sylvia. *Nana, nenê*. 11. ed. São Paulo: Martins Fontes, 2000.

FENWICK, Elizabeth. *Guia prático: mamãe e bebê*. São Paulo: Nova Cultural, 1990.

JACOB, S. H. *Estimulando a mente do seu bebê*. São Paulo: Madras, 2002.

NONACS, R. & COHEN, L. S. "Postpartum Psychiatric Syndromes". Em SADOCK, B. J. & SADOCK, V. A. (Orgs.). *Comprehensive Textbook of Psychiatry*. 7. ed. Nova York: Lippincott Williams & Wilkins, 1999.

SALLET, José Afonso. *Balão intragástrico 2001*. São Paulo: Caminho Editorial, 2001.

SOUZA, José Bento. *A saúde da mulher*. São Paulo: DBA, 1999.

Conheça também da mesma autora:

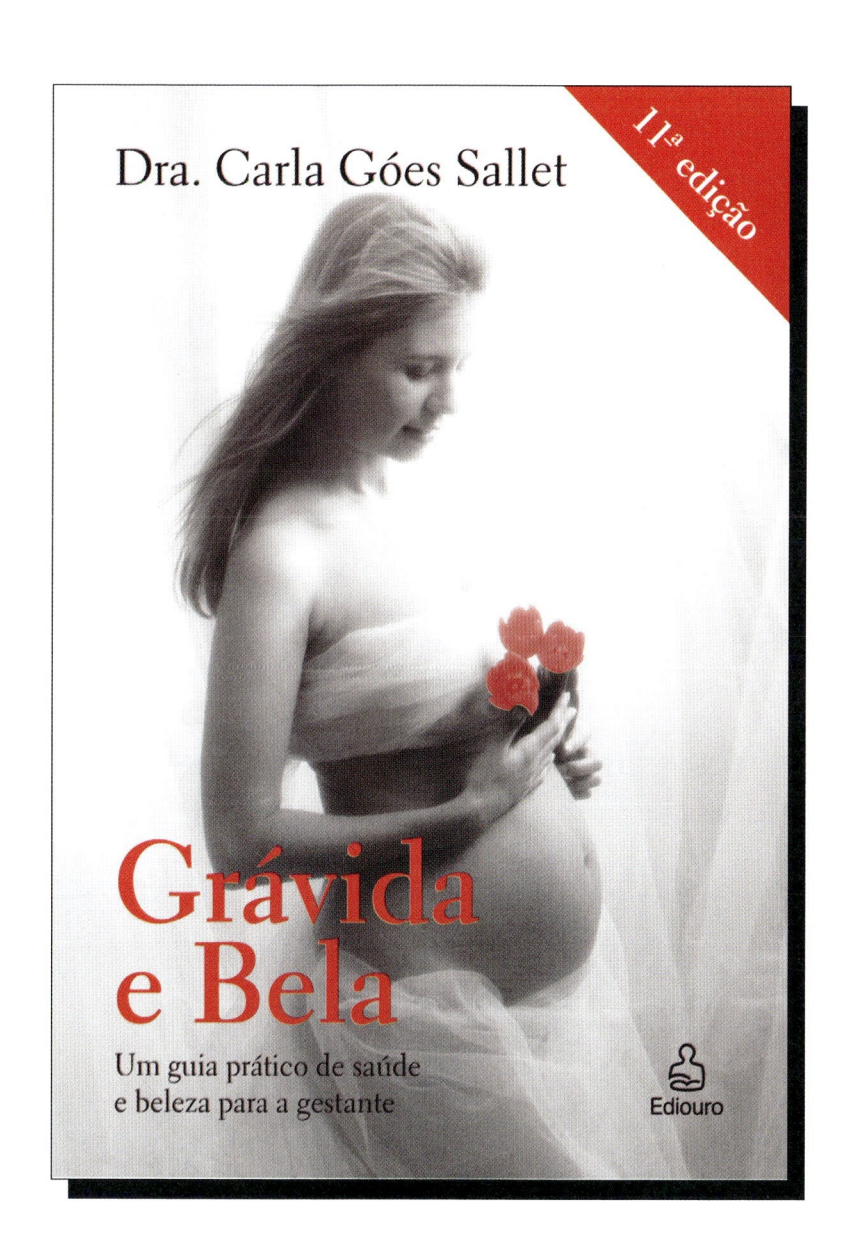

Dra. Carla Góes Sallet

11ª edição

Grávida e Bela

Um guia prático de saúde e beleza para a gestante

Ediouro

Este livro, composto em Electra LT Std, foi impresso
pela RR Donnelley sobre papel couché fosco 115g em maio de 2009.